U0273518

# 周福生

# 脾胃病临证经验

主编 程宏辉 黄绍刚 傅诗书

中国中医药出版社

·北 京·

**图书在版编目（CIP）数据**

周福生脾胃病临证经验/程宏辉，黄绍刚，傅诗书主编．—北京：
中国中医药出版社，2019.4（2020.5重印）
ISBN 978 - 7 - 5132 - 2637 - 0

Ⅰ．①周…　Ⅱ．①程…　②黄…　③傅…　Ⅲ．①脾胃病－中医临床－经验－中
国－现代　Ⅳ．①R256.3

中国版本图书馆 CIP 数据核字（2019）第 034562 号

**中国中医药出版社出版**

北京经济技术开发区科创十三街 31 号院二区 8 号楼
邮政编码　100176
传真　010 - 64405750
廊坊市祥丰印刷有公司印刷
各地新华书店经销

开本 710×1000　1/16　印张 13　彩插 1　字数 283 千字
2019 年 4 月第 1 版　2020 年 5 月第 2 次印刷
书号　ISBN 978 - 7 - 5132 - 2637 - 0

定价　59.00 元
网址　www.cptcm.com

社 长 热 线　010 - 64405720
购 书 热 线　010 - 89535836
维 权 打 假　010 - 64405753

微信服务号　zgzyycbs
微商城网址　https://kdt.im/LIdUGr
官 方 微 博　http://e.weibo.com/cptcm
天猫旗舰店网址　https://zgzyycbs.tmall.com

如有印装质量问题请与本社出版部联系（010 - 64405510）

# 编委会

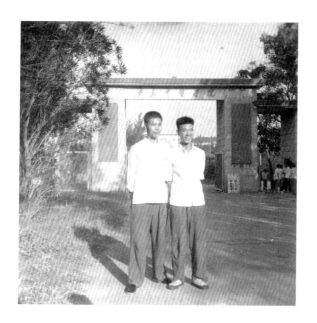

求学时期的周福生（右一）

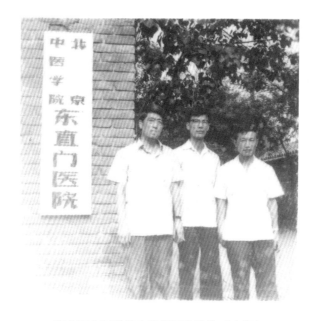

在北京中医学院东直门医院进修（中间）

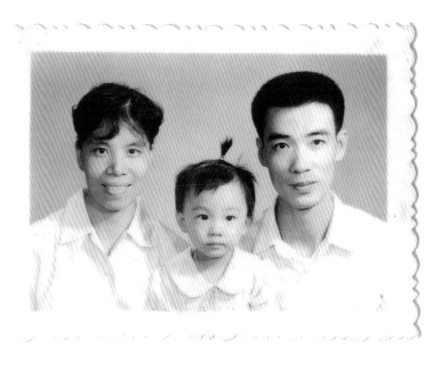

周福生与家人合照

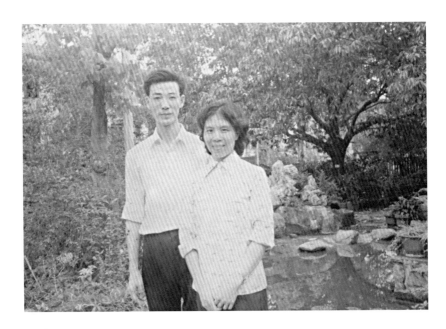

周福生与爱人合照

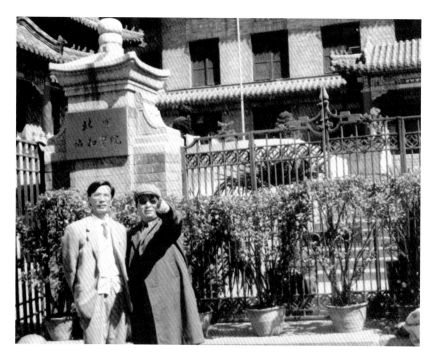

在北京协和医院进修（左一）

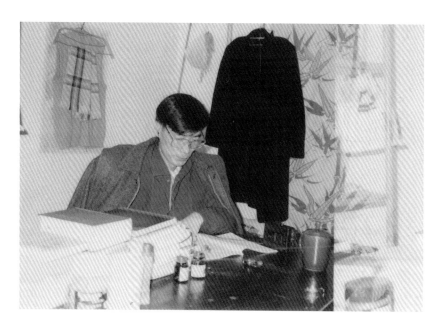

备课中的周福生

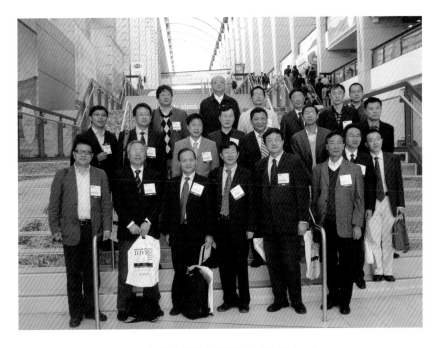

2011 年赴美国芝加哥学习（前排右一）

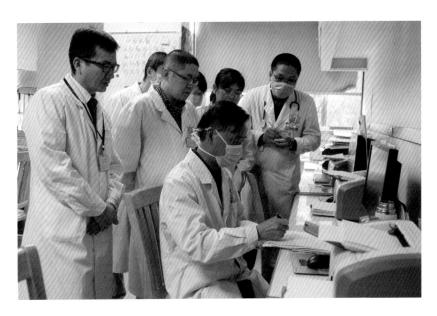

周福生在查房带教

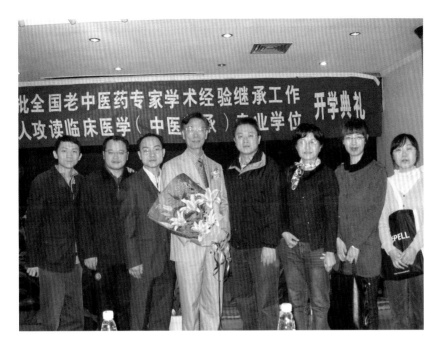

周福生参加中医师承工作

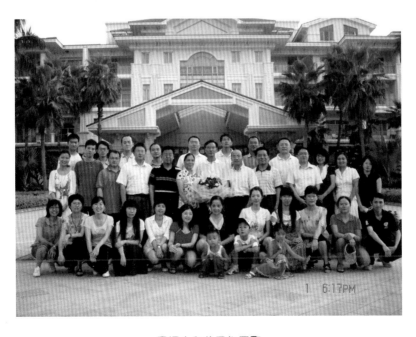

周福生和弟子们团聚

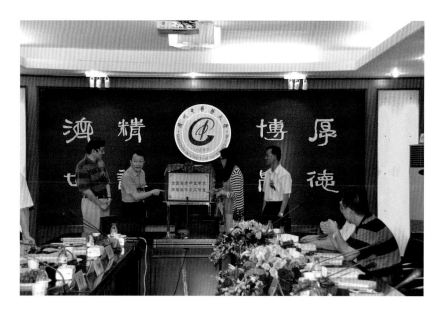

全国名老中医专家周福生传承工作室揭牌仪式

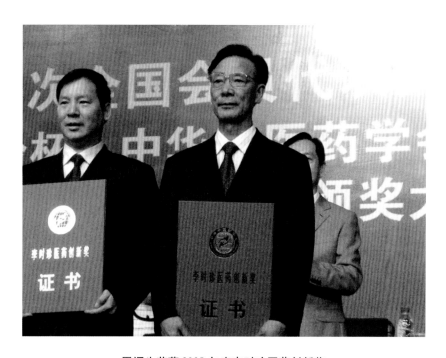

周福生荣获 2008 年度李时珍医药创新奖

# 杨　序

　　中医之根在临床，中医之魂则是临床疗效；脱离临床谈中医，是虚化的中医；没有临床疗效的中医则是没有生命力的中医；中医延续几千年而存在，靠的就是临床疗效。

　　周福生教授临证近五十年，治疗脾胃病经验丰富，临床疗效突出，求治者众多；周教授也是广州中医药大学脾胃病研究创始人之一，早年跟随王建华、劳绍贤等一边临床，一边从事脾虚证的本质研究，成果曾获国家科学技术进步奖二等奖，也是胃炎清等中药新药的研发者。

　　周教授曾师承邓铁涛、李仲守、钟耀奎、何志雄、关汝耀、陶志达等广东名老中医，是目前岭南中医脾胃病研究集大成者。不仅临床疗效突出，理论方面造诣颇深，而且有所创新；其提出的"心胃相关"理论及"三位一体"理论见解独特，对临床具有一定的指导意义。

　　周教授的中医学术思想已传承近五代，在岭南中医脾胃病学流派中是一个影响力非常大的流派，其门人弟子目前大多为中医脾胃病界的翘楚。为进一步传承其学术思想及临床经验，其门人程宏辉、黄绍刚、傅诗书等青年才俊历时三年，将其经验整理为《周福生脾胃病临证经验》一书。

　　吾观其书，不仅系统介绍了周教授的学术思想及临床经验，而且对周教授的脾胃病用药经验也进行了系统介绍；具体临床经验方面，该书以病名为纲，系统介绍周教授对脾胃病的病因病机认识及临床分型，特别介绍其用方用药等临证经验，且与所附医案交相辉映，阅后让人受益颇多！

　　周教授索序于吾，乐而为之序！

国医大师

杨志波

2019 年 2 月

# 唐　序

　　脾胃病是中医治疗的优势及特色病种，中医发展需要传承，总结传承名老中医的学术经验，对发展中医脾胃病具有重要的意义，不仅可以促进后学者提高临床水平，而且使中医的影响力不断扩大。

　　周福生教授是我国著名的脾胃病专家，第四、五、六批全国老中医药专家学术经验继承工作指导导师，曾任职广州中医药大学脾胃病研究所所长及广州中医药大学第一附属医院脾胃病科主任，在脾胃病学界具有较高的影响力。

　　周教授从事脾胃病临床近五十年，具有丰富的临床经验；理论造诣亦颇深，其提出的"心胃相关"理论及"三位一体"理论，均具有较高的临床应用价值，曾获中华中医药学会李时珍创新奖。

　　为了传承及推广周教授的学术经验，其门人程宏辉、黄绍刚、傅诗书等系统整理周教授治疗脾胃病的经验，写成《周福生脾胃病临证经验》一书。

　　全书系统介绍了周教授的学术思想；以西医学疾病名称为纲，总结了周教授治疗脾胃病的学术经验；每一疾病专设用方用药及临证经验一节，对周教授治疗专病的经验进行了介绍，颇具特色。纵观全书，周教授治疗脾胃病的理论自成系统，说是一部中医脾胃病学教科书亦不为过。

　　相信此书的出版，可以为中医脾胃病添砖加瓦，促进中医的传承与发展！有感于此，故乐而为之序！

中华医学会脾胃病分会主任委员

中医科学院西苑医院院长

唐旭东

2019 年 2 月

# 主编简介

程宏辉，医学博士，副教授，副主任医师，深圳市宝安中医院脾胃病科主任。深圳市中医药学会消化病专业委员会主任委员，广东省肝脏病学会中医药专业委员会副主任委员，中华中医药学会脾胃病分会委员，广东省中医药学会脾胃肝胆整合康复委员会常委，广东省中医药学会消化道肿瘤专业委员会委员。广东省高等学校"千百十工程"培养对象，第五批全国老中医药专家学术经验继承工作继承人。参编专著 **3** 部，任副主编 **1** 部，在各级刊物发表论文近 **20** 篇。参与国家自然科学基金项目 **3** 项（第 **2** 名）、主持广东省科技计划项目 **3** 项，主持广东省中医药局和广州中医药大学校级科研课题各 **1** 项，参广东省自然科学基金项目 **2** 项，广东省科技计划项目 **1** 项，广东省中医药局课题 **1** 项。获广州中医药大学科技进步奖一等奖 **2** 项（第 **4** 完成人），广东省科技进步奖三等奖 **1** 项（第 **2** 完成人），中华中医药学会李时珍创新奖 **1** 项（第 **4** 完成人）。

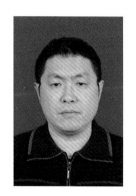

黄绍刚，医学博士，主任医师，教授，博士生导师，广东省中医院大学城医院脾胃病科主任、消化内镜中心主任、中医药防治功能性胃肠病研究团队负责人。兼任中国中西医结合学会消化内镜专业委员会候任主任委员，广东省中西医结合学会消化内镜专业委员会主任委员，中国中西医结合学会消化系统疾病专业委员会常委兼脾胃学说应用与创新专家委员会副主任委员，中国中药协会消化病药物研究专业委员会副主任委员，欧美同学会医师协会中西医整合消

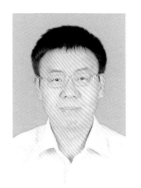

化病学分会副主任委员，广东省肝脏病学会中医药专业委员会副主任委员，中华中医药学会脾胃病分会常委兼副秘书长，世界中医药联合会消化病分会常委，广东省中医药学会消化病专业委员会常委。广东省中医院首批"青年名中医"，第五批全国老中医药专家学术经验继承工作继承人，广东省高等学校"千百十工程"培养对象，广东省第一批杰出青年医学人才，广东省中医院拔尖人才，国家自然科学基金通讯评审专家。主持国家级、省部级和院级课题**14**项，发表论文**40**余篇，其中 SCI **3**篇，主编著作**3**本。培养研究生**25**名。

傅诗书，男，**1965**年**12**月出生，中共党员，**1989**年毕业于广州中医学院中医专业，现为深圳市宝安中医院（集团）副院长，中医内科副主任中医师，副教授，硕士研究生导师，兼任广东省中医药学会内科专业委员会常委，深圳市中医药学会消化病、脾胃病专业委员会副主任委员，**2010**年起师从全国名老中医周福生教授。在核心期刊以第一作者发表论文**10**篇，作为副主编参与编写医学著作**3**部，以第一负责人主持广东省厅级以上科研课题**2**项。

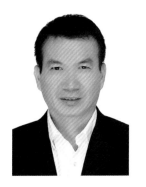

# 编者的话

　　周福生教授是当代著名的中医脾胃病专家、广州中医药大学教授、博士生导师，第四、五、六批全国老中医药专家学术经验继承工作指导导师，周教授临证近五十年，临床经验丰富。

　　如何传承名老中医的学术经验是一个值得探讨的课题，周福生名中医工作室自从成立以来，在这方面做了大量的工作。前期我们已经出版了《周福生中医学验传薪》，主要介绍周福生教授的学术经验，但周教授近几十年主要倾心于脾胃病临床与研究，其在脾胃病治疗方面的学术经验尤其需要整理及传承。

　　已出版的介绍中医学术及临床经验的书颇多，如何让大家看后有所收获，让大家读后感觉干货颇多，是我们编写此书时一直在思考的问题。因此，本书尽量反映周教授治疗脾胃病的经验及学术全貌，同时设专章专节介绍其治疗脾胃病的用方用药等治疗方法，使读者能够真正学有所获。

　　全书共分为六个部分。第一部分和第二部分对周教授的从医经历、学术特色、学术思想进行总结及系统介绍；第三部分主要是专病论治，以脾胃病病名为纲，介绍周教授治疗相关脾胃病的学术经验；第四部分主要介绍周教授治疗脾胃病用药经验；第五部分介绍用方经验；第六部分是临证医案。

程宏辉　黄绍刚　傅诗书
2019 年 1 月

# 目 录

# 医家小传

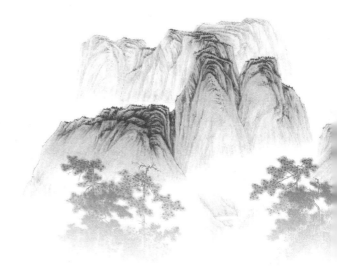

周福生,男,广东省惠县来人,1950年7月出生,1975年毕业于广州中医学院(现广州中医药大学)医疗系。1988年6月广州中医药大学中医内科学专业硕士研究生毕业,获医学硕士学位。2008年被遴选为第四批全国老中医药专家学术经验继承工作指导老师。2012年被评为第五批全国老中医药专家学术经验继承工作指导老师,同年获"广东省名老中医"荣誉称号。现为广州中医药大学教授、主任中医师、博士研究生导师、博士后合作教授。周福生教授从事教学、医疗、科研工作40余年,中西融汇,学验俱丰,在学术界享有较高威望。先后师承出身中医世家的陶志达教授及劳绍贤教授、许鑫梅教授、王永炎院士,颇得真传,并得到中西医结合学家王建华教授和消化病专家潘百思、吴惠生主任医师的悉心指导。先后主要参与"七五""八五"攻关课题等国家级、省部级科研课题多项,并获得各级奖励多项。主编、参编学术论著多部,发表学术论文180余篇。已培养博士后4名,博士、硕士研究生50余名,名师带徒13名,指导青年教师及进修医生多名。临床擅长内科疑难杂症、脾胃病、肝胆胰、消化道肿瘤及老年性疾病等的诊治。

# 一、科班出身,学重根基

周福生1972年考入广东中医学院,开启了系统学习中医、问道岐黄之历程。

## (一)精研经典,通览医著

周教授学医非常重视对经典的学习,认为学好经典是临床的基础,也是提高临床疗效的关键。周教授研读中医经典强调,要坚持不懈,并且要用心体会,通过不断重复读书、临证、体会、感悟、再读书的循环过程,以达读书百遍其义自见,理论基础夯实,方能在实践中有所触发;他认为厚积薄发是学习中医最恰当的表达,当然反复研读并非流于表面形式的浏览,研读中医经典要用心学习,如何研读中医经典呢?首先,周教授认为古文的阅读能力是必需的,应当有意识地提高阅读古文的能力;其次,需对中国古代哲学、文化、历史等学科的知识进行学习领会，因为人文科学与自然科学的交相融合是中医学的特色之一，通过学习有助于理解和领会中医理论，因而读经典虽无直达之捷径，却有旁通之道路，这是学习中值得重视的。

《黄帝内经》是中医学的奠基之作，是中医学术之源，尤其需要反复精读。周教授认为学医之人读《黄帝内经》有几大任务：第一，背诵条文，诸如"病机十九条"等，需对其内容烂熟于心。第二，全面学习并从整体上体会《黄帝内经》的学术思想，包括全面认识《黄帝内经》中初步建立起来的中医学理论体系，如天地人三位一体、身心一元、重道轻器、机圆法活等中医特色，并慢慢把握中医学术发展的内在动因、动力和方向。第三，选择体会深刻的理论并进行阐发，深入研究，或是由临床、科研中发现的问题，在《黄帝内经》中找到原点，并进行继承、创新。第四，读《黄帝内经》还应当研读历代各家注解，研读《黄帝内经》需重视自身体会，历代医家注解可在自身体会的基础上，作为理解的参考，有助于加深对《黄帝内经》的体悟，但不可依赖。

回顾大学时阅读医籍的经历，周教授将其经验概括为两个字：一是"精"，二是"通"。"精"强调选书要精，有所选择、有所侧重；读书时要精思善悟，学而不思则罔，思考之后方能有所体悟。"通"亦有两层含义，一则强调阅览应广博以助精思；二则强调读古人书以综合领会，意思为务求全面通透，不可停留在文字表面，只言片语的理解或断章取义尤不可取。"精读"和"通览"相结合，周教授称之为"两翼齐飞"，至今读书仍以此二字为绳墨。

由于学科点培养研究生的需要，周教授曾总结其阅读书目，列举其心目中的中医必读古籍书目，作为研究生读书索引和学习要求。必读书如《黄帝内经》《伤寒论》《金匮要略》《脾胃论》《临证指南医案》《温病条辨》《医林改错》《医学衷中参西录》等。

《伤寒论》和《金匮要略》，均出自医圣仲景之手，合称《伤寒杂病论》，该书有"方书之祖"之美誉，周教授谓之"中医临床第一书"，因该书不仅为中医学贡献了两百多首经典方，而且"理法方药一体"，形成了完整的辨治体系，堪称中医临床典范。例如，《伤寒论》创立了六经辨治体系和辨证论治原则，该体系和原则专为外感热病而设，周教授认为这对中医病证结合辨治是一个极其重要的启示。《金匮要略》确立了"病脉证并治"的临床诊治模式，周教授认为该模式可以表达为"辨病－察脉辨证－论治"，值得临床借鉴。李东垣的《脾胃论》是中医脾胃学说创立的标志，有很高的临床实用价值，不可不读；东垣先生是金元四大家之一，以他作为代表，其他各医家的学术思想也都应当通览，而且要注意学习金元时期的著作。既要学习金元各家争鸣的学术创新精神，同时也要学会博采众长集，各家所长为己所用；在此基础上，还应对金元各医家进行学习、评价，应通读著作，如读张子和不可只知其"汗、吐、下"三法，还要知道其食补理论。另外，金元时期还有一位医家的著作不可不读，他就是洁古老人张元素，张元素的学术思想广博而实用，是学习、研究中医脏腑辨证、中药药性理论不可或缺的重要医家。

《临证指南医案》《温病条辨》《医林改错》等是明清时期的经典代表，集中体现了明清医家重临床的特点。《临证指南医案》既是中医医案专著的典范，又记载了叶桂辨治温病、内伤杂病的重要学术思想。《温病条辨》既集温热诸家之大成，又有吴鞠通的见解和经验。《医林改错》在"瘀血"辨治方面尤其有特色。《医学衷中参西录》是中西汇通的代表作之一，是中西医结合学习和研究探索的必读之书。这些医著的实用价值很大，都在必读之列。

## （二）勤学乐学，实践体验

面对当前电子信息时代知识大爆炸，周教授常感叹当今阅读的便利，也常告诫学生读书应当潜心定志，为学应当脚踏实地，切不可浮躁，不可急功近利。据周教授回忆，读大学期间，他为了充分利用时间，广泛阅读中医典籍，经常是一有课余时间便到图书馆看书，晚上 10 点宿舍熄灯后，便到宿舍外路灯下继续看书，背诵经典条文、汤头歌诀等。一段时间之后，不但经典条文能背诵整篇，连《中医基础理论》也能背诵。当时没有电视机、收音机，仅有的文娱节目就是周六晚上在操场放映露天电影，还时常遇上天气不好而停放。那时的学习、生活条件是现在所无法想象的，但恰恰因为硬件不足，学生们都十分珍惜有限的资源，故学习气氛很浓厚。周教授读书期间，作为年级学科代表，经常每学习一门课程，就组织同学开展各种形式的学习讨论，尤其是《黄帝内经》《伤寒论》等经典，学习讨论十分热烈，这就在无形之中加深了对所学内容的理解和记忆。学生们每每有意想不到的收获，阅读中遇到不懂之处，或是小组讨论辩论不清的地方，便随时请教任课老师，如中医基础课的胡海天、关汝辉等老师。

1973 年，学校安排临床见习，周教授在入学第二年，便得以进行临床实践。见习期间，周教授得到了内科丘和明、妇科欧阳惠卿等老师的悉心指导，受益匪浅。40 多年过去，他至今仍对见习记忆深刻，他认为临床见习是从课本知识的认知到临床实践的重要一步，是学习中医必不可缺的一环。丘和明老师是广州中医学院第二届毕业生，岭南著名的中西医结合血证专家，他强调不能固执于一方一法，如原发性血小板减少性紫癜血热证当使用凉血清热止血法；若肝不藏血，需用清疏平养柔肝法；脾不统血，则当用补脾益气摄血法；又如治疗消化道出血，他认为出血期间当以凉血止血为主，喜用茜草根、紫珠草、侧柏叶等止血药，血止后方可用补气收敛。欧阳惠卿教授医理和临床并精，尤其在中医妇科学卓有建树。给周教授留下最深刻印象的是欧阳惠卿教授对慢性盆腔炎的诊治，欧阳惠卿教授认为，慢性盆腔炎多为邪热余毒与冲任气血相搏，搏结日久，耗伤气血，为虚实错杂之证，治疗当以行气活血为主，兼顾清利湿热、养肝益肾。

1974～1975 年，周教授在潮安县人民医院、妇幼保健院实习。临床指导老师悉心指导，因而掌握了很多书本上无法学到的知识和技能。据周教授回忆，实习期间对他启发教育最多的带教老师是广东省名老中医蔡荫庭。蔡荫庭时任潮安县人民医院副院长，已从事中医医疗工作 30 余年，擅长内、妇、儿科疾病的诊治，尤精于内科疾病，对暑病、中风后遗症、痹证、胆石症等诊治有独到的见解。对岭南地区常见的湿热证，蔡荫庭的临床经验尤为细致，对藿香、佩兰、白术、土茵陈等药物用得非常灵活，而且疗效很好。他认为湿热证不仅要化湿，而且应顾护脾胃，常用苍术、白术、法半夏、茯苓等健脾化湿药，湿热有表证者选用藿香、豨莶草、土茵陈，既可化湿又能解表。对于小儿消化不良，他认为健脾和胃导滞是根本，常用白术、茯苓、怀山药、焦山楂、焦麦芽、焦神曲、莱菔子等。

## 二、立足临床，得益师承

### （一）跟师名医，博采众长

1975年大学毕业后，周教授留在了学校第一附属医院内科工作。工作初期的首要任务是跟随名老中医门诊抄处方，周教授先后跟师邓铁涛、李仲守、钟耀奎、何志雄、关汝耀等名老中医。几位老师都是广东省名老中医，也是广州中医学院创办初期的名老中医教师。

钟耀奎早年师承岭南四大伤寒名家之一的陈伯坛。钟老擅长运用经方，对泄泻、胃脘痛（消化性溃疡病、胃炎、十二指肠炎）、胁痛（慢性肝炎、慢性胆囊炎）、腹痛（急、慢性阑尾炎）等临床常见脾胃病有独特见解。对肝脾失调之证，钟老常用四逆散为基础方加味治疗，疗效显著。钟老治疗肝病以实脾为主，喜用岭南草药白背叶根。钟老实脾常用健脾化湿法和运脾消导法，健脾化湿用四苓散，运脾消导用山楂、布渣叶、火炭母、鸡内金等。

李仲守出身于中医世家，记忆力惊人，有"中医活辞典"之美誉。临床一重养阴，二重脾胃。其养阴以五脏为纲，立滋肾育阴、健脾益阴、疏肝滋阴、理气生阴等法则，并且指出阴虚五脏皆有，治疗宜重"脾胃"，不论外感内伤，治疗均以顾护脾胃为第一要旨。遣方用药常备一二味疏导、醒脾、和中之药，外感类选用神曲、山楂、谷芽、麦芽之类，内伤杂病常选鸡内金、陈皮、扁豆、枳壳（实）、莲子之属。

何志雄为岭南现代伤寒家之一，善用伤寒方治疗疑难病证。何老治伤寒以"胃气"为阐发立论之本，他遵循伤寒"四季脾旺不受邪"之意，提出六经病以"胃气虚损"及"津液不足"为发病的主要因素，在六经病的治疗上，秉承陈修园"护胃气存津液"心法。临床上处处留心调理脾胃，无论外感或内伤之疾，时刻不忘顾护胃气，常用"建中、培土、温胃阳、滋胃液"等法，诸法每获良效。

关汝耀对中医肝病学说及其运用有较深造诣。他把治肝归纳为"清、疏、平、养"四法,亦即"清行降火、疏肝行气、平肝潜阳、养肝益阴",并广泛运用于治疗循环、消化、内分泌等系统病症。这一方法对周教授制定脾胃病治法有较大的启发。

名老中医们临床各有专长,又有共同的特点。例如,处方精简,每个处方药味一般在 7～12 味,用药量也不重,轻灵简便却有药到病除之功。组方精简,用药轻便,但要保证疗效,就要求在药物选用及配合上精益求精,如李仲守用白及配延胡索,临证证明这一药对对缓解溃疡病疼痛确有较好作用。他们的临证经验至今为周教授所喜用。

### (二)师资集训,临床进修

1978 年 2 月至 1979 年 2 月,广州中医学院召集留校的年轻骨干教师,开办师资班以加强培养。周教授随班重温经典古籍,温故而知新,这为后来进行学术研究起到了承前启后的作用。周教授一方面加强理论学习,另一方面对提高临床水平更是不遗余力。1977～1990 年,周教授先后到广州市第一人民医院消化科、北京中医学院东直门医院神经内科及北京协和医院消化内科进修。不但现代医学知识和诊疗技能都得到强化,而且学到了许多名中医的临床经验。

西医方面,周教授得到了当时广州市第一人民医院消化科主任潘百思、北京宣武医院神经内科孟家眉、北京 301 医院神经内科黄克成、北京协和医院陆星华和柯美云等老师的指导。

中医方面,在北京中医学院东直门医院进修的带教老师是王永炎。王永炎老师有着惊人的记忆力,对中医经典倒背如流,治疗神经内科疾病尤其是中风、神经肌肉疾病、癫痫等病证有独特见解与经验。周教授进修期间,还经常同他到北京市各大医院或部队医院参加会诊。王永炎强调,要精读经典,注重临床辨证用药,他认为疾病的发生发展是多脏腑相关,对于神经内科疾病,尤其是疑难杂症更是如此,要特别注意先后天的调治。

进修期间周教授还常利用休息时间,跟随全国名老中医董建华、焦树德门诊学习。他们在脾胃病、风湿病、内科杂病方面，辨证用药精湛，疗效显著。几位名老中医的临床思维方法对周教授从医从教有着深远的影响。

## 三、研究脾胃，中西结合

1975 年 4 月，广州中医学院副院长欧明教授宣布成立脾胃学说研究小组。由陶志达教授和王建华教授负责小组工作，拉开了脾胃学说现代研究的序幕。藏象学说是中医学的基础理论之一，它来自实践，有着极其丰富的内容，脾胃学说是其核心内容。脾胃学说研究小组的任务之一，就是要系统整理、继承中医脾胃学说，结合现代科学思路和方法，从不同层次的结构和功能上，去探讨和认识脾胃和藏象，将脾胃学说提到一个新的高度。脾胃研究小组成立后，周教授致力于脾虚证的研究。

在此期间，周教授继续跟随邓灼琪、陶志达、劳绍贤等老师进行临床实践，应用甘温除热法治疗功能性低热，屡屡取得满意效果。内科邓灼琪老师对脾胃病证有独特见解且临床疗效显著，他认为四诊中最能反映脾胃虚实的是舌诊，舌质淡胖是脾虚证的典型表现，这应作为诊断脾虚证的一个主要标准，这一见解在后来的脾虚证研究中得到证实。至今周教授在临证中都非常重视舌象，尤其是在脾胃病证中，舌象辨证必不可缺。

1985～1988 年，周教授攻读中医内科学硕士学位，导师为陶志达教授，副导师为劳绍贤、许鑫梅两位教授。导师陶志达出身中医世家，其父亲陶葆荪是岭南金匮名家，著有《金匮要略易解》等书。陶葆荪在辨证的基础上，总结了慢性支气管炎的验方五首，其中充分利用杠果核、龙俐叶、鹿含草、海底椰等岭南本草，至今仍为临床医师所使用。导师陶志达曾对该书进行补订校正，并于 1983 年由广东科技出版社再版。陶志达老师治疗胆石症或其他结石，常在辨证基础上，加入羊草结或穿破石等岭南草药，取得更好效果；同时重视腑气的通降，治疗久咳宜脾肺同治，因久病必虚，久咳当考虑补脾益肺；治疗喘咳，他认为不可只知平喘化痰，而要肺肾共治，肾主纳气，气之根是也。劳绍贤和许鑫梅两位老师皆为广东省名中医，学验俱丰，跟诊学习获益匪浅。中医学术薪火相传，导师们引导周教授打开了中医药科研的探索之门，他们的学术思想与临床经验也成为周教授临证和科研航程中的灯塔，一直指导着周教授不断地求索。

周教授 40 年如一日地坚持在临床、教学、科研的第一线，默默地耕耘着，同时时刻不忘思考和探索如何继承与发扬中医学。对于学生，周教授满怀殷切期望，他常用朴实的话语鼓励和敦促学生，常说学中医就要学好和用好中医；一分耕耘一分收获；学中医不仅要有悟性，更要有耐性、韧性和恒心；中医药的发展需要一代又一代人的努力，中医药事业一定能够继承并发扬光大，年轻人要勇敢地担起这一历史使命。

# 学术思想概述

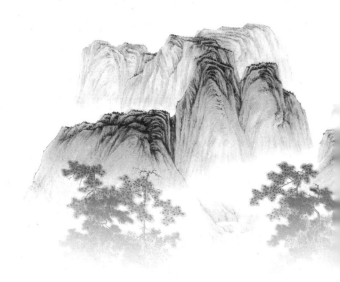

## 一、心胃相关

基于长期临床的实践及对相关理论的梳理，周教授提出了"心胃相关"理论，"心胃相关"是指心与胃肠在病理生理上相互联系、相互影响的关系，特别是心主神志（精神心理因素）的功能与胃肠（消化系统）主受纳、腐熟、运化水谷等功能之间相互联系、相互影响的关系。此处的"心"，强调的是心主神志这一功能；胃则是指脾胃，指整个消化系统。

现代医学非常重视精神心理因素与胃肠疾病的关系，特别是与胃肠功能性疾病之间的关系，一些胃肠功能性疾病，如肠易激综合征、功能性消化不良，甚至被认为是心身疾病。中医学认为，七情内伤、情志失调是很多脾胃病的致病因素之一。情绪是基于五脏功能活动的外在表现，五志与五脏功能密切相关且相应，但单从功能来讲，五脏中涉及情志调控的是"心主神志"及"肝主疏泄"，也就是说，情志主要由心主神志及肝主疏泄的功能调控。其中，心主神志处于主导地位，但由于肝与脾胃同居中焦，肝气郁结，易克脾土，而肝气郁结会导致心烦易怒或精神抑郁等表现，故长期以来，人们往往重视肝主疏泄这一功能在胃肠疾病方面的作用，而忽视了作为五脏六腑之大主的心，特别是心主神志这一功能对胃肠的影响。在临床中，经常会发现有些胃肠病患者，虽具有心烦易怒或精神抑郁、失眠多梦等肝气郁结的症状，但经疏肝解郁治疗后疗效不佳。然而，若从心论治，用调心安神和胃之法治疗，则起到了良好的效果。因此，从中医整体观出发，充分认识心与胃肠，特别是心神与胃肠功能之间的相互关系，对发展中医情志病学及胃肠病学，具有非常重要的意义。

古人早就认识到心与胃肠相关。"胃不和则卧不安"，说明胃对心神具有影响；"久虑伤脾"，则体现了心神对脾胃的影响。心与脾胃关系密切，从经络循行来看，手少阴心经、手厥阴心包经、足阳明胃经、足太阴脾经及其分支走向，和我们所说的鸠尾以下至脐上两寸之胃脘区域，均为感传相通的经络走势，构成了心与脾胃相关的物质基础。从功能方面来讲，脾胃主受纳、腐熟、运化水谷，是后天之本。脾胃运化失常，一方面可导致心失所养，进而影响心主神志的功能；另一方面，脾胃运化失常可造成痰湿、水饮、食积等病理产物留聚扰心，进而影响心神的功能，"主不明则十二官危""心者五脏六腑之大主也，精神之所舍也"，说明心在脏腑之中处于主导及统摄地位，七情虽与五脏相应，但最终仍由心主神志这一功能统摄，即情志发于心而应于五脏。故心神失调可影响脾胃功能，从而出现纳呆、脘胀、便溏等症状。

中医学中的肝，在调节情志活动中起着重要的作用，这一作用是通过肝主疏泄来实现的。一方面，其作用基础重在肝阴，肝以阴为用，而肝阴与心主血脉这一功能相关；另一方面，心肝为子母之脏，肝火旺可引起心火旺，而出现失眠、多梦等情志症状。因此，在中医情志调理中，心肝二脏起主要作用，而心又处于主导和统摄地位。

"心胃相关"理论的本质，是基于人体气血的互根互用，以及情绪与脾胃功能之间的关系。脾胃为气血生化之源，脾胃虚弱则气血乏源，五脏失其充养。五志与五脏相应，五脏失充，则生理状态下的五志会变为病理状态下的五志，外在表现则是五志过极。从全身气机与血液运行来看，肝主疏泄，可调畅气机，肝失疏泄则气机失调，易出现心烦易怒等表现；血不足，则心主血脉及肝藏血的功能失调；心肝血虚则易导致心肝火旺，从而出现心烦易怒等情志失调的表现。

从现代医学理论基础来看，神经－内分泌－免疫网络学说的提出，使现代医学在整体观方面前进了一大步，其认为整个人体是一个由神经、内分泌、免疫网络组成的系统，神经内分泌免疫系统就是通过三者之间的网络，相互交流信息，密切协助，在保持自身协调的同时，完成对内环境稳态及循环、呼吸、消化、泌尿、造血、生殖等系统的调节整合，使彼此在空间和时间上严密组织起来，互相配合、互相制约，从而达到整体功能的协调统一，即稳态。任何局部的变化，都会通过这种网络之间的信息传递，从而引起整个系统的变化。综上，精神心理变化可通过影响胃肠激素的分泌及免疫功能，从而影响胃肠功能，而胃肠功能的异常，又可通过胃肠与神经系统的共有激素，即脑肠肽与免疫系统（如肠道黏膜肥大细胞）而影响神经系统，因而胃肠系统与精神心理因素具有一定的关系。

心胃相关理论的提出，为中医学治疗心系神志疾病及脾胃消化系疾病提供了新的思路及理论基础，使我们更加重视情志因素的致病作用，为进一步研究及阐明心胃相关的病理生理本质，对发展中医情志病学及胃肠病学具有非常重要的意义。

基于"心胃相关"理论，近些年周教授运用这一学术思想治疗脾胃病，如肠易激综合征、慢性胃炎、消化性溃疡、功能性消化不良等，取得了良好的效果。我们也对这一理论的本质进行了探讨，发现脑肠肽是心胃相关的物质基础。因此周教授提出"和胃安神法"治疗脾胃病，疗效确切。

# 二、三位一体

周教授强调中医临证需证、病、症三者结合，并在此基础上创立了"三位一体"的辨证体系，其核心是以证为本，病为枢，症为标。广义的"三位一体"辨证，是指"天－地－人"的三才全息模式；狭义的"三位一体"辨证，是指辨证、辨病、辨质相结合的临床思维模式；更狭义的"三位一体"辨证，是指"三脏同治""二脏一腑""三腑同治"及"分期调理"的辨证模式。辨证论治是中医学的特色与精华，对疾病进行辨证论治是中医诊断应有的内容，它是治疗、立法、处方的主要依据。中医学主要的辨证方法有八纲辨证、脏腑辨证、经络辨证、卫气营血辨证、三焦辨证、六经辨证。中医的辨证论治内容错综复杂，令人目眩神迷，不易得其要领，其辨证论治体系必须做进一步的整理，以加强其系统性，才能更好地适应临床需求。周教授通过几十年的临床经验总结，在重温大量的古今医籍和文献资料后，首次提出了"三位一体"的辨证模式。"三位一体"辨证模式将卫气营血、三焦、六经辨证融为一体，形成了独特的学术思想和学术风格。

周教授认为，临床治疗不仅要从整体出发，进行辨证施治，而且要重视疾病局部的病理变化。衷中参西，取长补短，将辨病辨证相结合，发挥各自优势。一切医疗方案的制订，均应以患者身体康复为中心，不必拘泥于中医西医孰轻孰重。在"病证结合"的基础上，还强调"辨质"，即临证要注重患者体质。"质"实际上是"证"的潜在状态。体质是人体在先天禀赋和后天调养的基础上，表现出来的功能和形态结构上相对稳定的固有特征。就个体而言，体质具有明显的特异性；就人群而言，体质又具有普遍性特征。体质的形成关系到先天和后天两个方面，也与性别、年龄、地域等因素有关。"质"实际上可以看作是"证"，只不过是"质"是"证"的潜在状态。"证"也可以看作是质，只不过它是"质"的显现状态。《黄帝内经》提出"治未病"的思想，一般往往容易把未病理解为无病，这是不确切的，所以临证必须"辨证、辨病、辨质"三位一体。

中医五脏之间存在着生克乘侮的相互作用，这种相互作用是非线性的，不仅仅是在同一通道中的双向传递，而是多条通道构成的立体网络，形成多极的反馈回路；在内外环境各种扰动因素的作用下，体内可产生偏离正常状态的变化；五脏中每一脏的变化总是受到四种反馈回路的调控，最后使五脏功能系统的功能活动重新达到有序、协调和稳定，从而达到"阴平阳秘"。机体内环境的变化属于相对稳定的动态平衡状态，内环境是在不断变化的基础上，维持一定点上的平衡。五脏系统之间何以能不得相失而保持其稳态呢？明代医家张介宾在《类经图翼》中指出："盖造化之几，不可无生，亦不可无制。无生则发育无由，无制则亢而为害。生克循环，营运不息，而天地之道，斯无穷已。"清代医家陈士铎所著《石室秘录》中认为："生中有克，克中有生，生不全生，克不全克，生畏克而不敢生也，克畏生而不敢克也。"周教授认为，人体内脏之间有一种本能的调节，表现为相依相存、相反相成，以保持其活动态势的正常；反之，当生不生、当克不克，或相生不及、相制太过，以及其他紊乱现象都为病征，这就是"三脏一体"辨证的藏象学基础。他在"三脏一体"的辨证中提出，人体应存在着一种以三脏为主体，维持气血津液代谢正常，保持整个内环境平衡的机制。同时他把五行相关学说融入其中，形象有力地证明了"三脏一体"辨证的科学性。

运用三脏一体辨证模式主要研究二脏一腑、二腑一脏的生理关系和病理传变。例如，肝－肺－胃为二脏一腑模式，通过研究木火刑金和土虚木旺的关系，揭示肝－肺－胃的生理关系及病理传变。结合临床实践经验，肝－肺－胃属于气逆三脏。对气逆性疾病则应重点从这三脏的关系出发进行治疗，如呃逆是气逆性疾病，主要是胃气上逆，治疗时要考虑降肝气、降肺气。

通过几十年的临床实践，周教授得出以下结论：心－脾－肝三位一体论治血虚；肺－脾－肾三位一体论治气虚；心－肝－肾三位一体论治阴虚；心－脾－肾三位一体论治阳虚；心－肝－脾三位一体论治更年期综合征；肝－肺－胃三位一体论治气逆；肝－脾－胃三位一体论治痞满；心－胃－大肠三位一体论治胃肠功能性疾病；肝－脾－大肠三位一体论治肠易激综合征。

"三脏一体"体现的不仅是纯粹的五脏之间的关系，还体现脏与腑功能之间的关系，因此与邓铁涛先生的五脏相关理论有渊源，但又有所不同。"三脏一体"辨证模式体现的是平面构模，而"三位一体"辨证模式体现的是立体构模。

总之，周福生教授提出的"三位一体"辨证模式，是根于中医基础理论，是一种全新的辨证思维模式。

# 三、调肝实脾

## （一）肝脾相关的理论渊源

五脏之中，以肝、脾的关系尤为密切，肝脾相关理论源于《黄帝内经》《难经》。《素问·宝命全形论》中最早提出"土得木而达"，阐明了土之宣达全赖肝木之升发疏泄。《素问·玉机真藏论》中云："弗治，肝传之脾。"从五行角度说明了肝脾在生理上相互影响，病理上相互传变的关系。《素问·气交变大论》言："岁木太过，风气流行，脾土受邪，民病飧泄。"指出肝木乘脾土之理，为肝脾相关论的形成奠定了理论基础。东汉时期，医圣张仲景从整体观念及五行生克制化出发，提出"肝病实脾"的见解，针对肝脾不调之证，予大小柴胡汤、四逆散疏肝健脾，为肝脾同治奠定了临床证治基础。补土派李东垣曰："盖木性当动荡轩举，是其本体。今乃郁于地中，无所施为，即是风失其性……当开通之……是木郁达之之义也。"指出土壅木郁，肝气郁结，肝失条达，从病机和治法上阐述了肝脾之间的相互关系。明清时期医家，在前人基础上进一步丰富了肝脾相关的理论内涵。叶天士曰："肝病必犯土，是侮其所胜也。"在治疗上提出："补脾必以疏肝，疏肝即以补脾也。"唐容川《血证论》中言："木之性主于疏泄，食气入胃，全赖肝木之气以疏泄之，而水谷乃化；设肝之清阳不升，则不能疏泄水谷，渗泻中满之证，在所不免。"张锡纯《医学衷中参西录》中言："欲治肝者，原当升脾降胃，培养中宫，俾中宫气化敦浓，以听肝木之自理。"近代以来，诸多医家对肝脾相关性进行了更深的研究，肝脾相关理论得到了很大的发展。如对慢性肝炎，金匮名家陶葆荪遵循《金匮要略》脏腑辨治杂病之精神，首辨脏腑病位和病性虚实，后定治法和方药。陶氏认为，慢性肝炎"起病于脾，寄病于肝"，病机为肝脾同病，治宜导湿化浊，解郁泄热。欧志穗等运用肝脾相关理论治疗肝硬化腹水，疗效显著。周福生教授勤求古训，博采众长，结合自身丰富的临床经验，提出运用调肝实脾法治疗脾胃病，疗效显著。

## （二）肝脾相关的理论内涵

肝脾相关理论是在五行学说的基础上，经过历代医家不断完善发挥，而形成的学说性理论，其对脾胃病的临床诊治具有重要的指导作用。肝脾同居中焦，经脉相通，肝属木，脾属土，肝和脾关系密切，两者在生理、病理上息息相关。

### 1. 生理上肝脾相互为用

肝藏血，主疏泄；脾生血统血，主运化。在水谷精微的运化方面，肝主疏泄，畅达气机，促进脾胃之运化，并排泄胆汁；脾气健旺，水谷精微充足，则濡养肝气而使肝气冲和条达。程杏轩指出："肝为木气，全赖土以滋培，水以灌溉。若中气虚，则九地不升，而木因之郁。"在血液的生成、输布方面，肝调节血量，脾统摄血液。脾气健旺，化生有源，统御有度；肝血充足，藏泄有度，运行无阻。王冰在《黄帝内经素问》中指出："人动则血运于诸经，人静则血归于肝。"

### 2. 病理上肝脾相互传变

肝属木，脾属土，木旺克土，土虚木乘。《素问·玉机真脏论》说："五脏受气于其所生，传之于其所胜……肝受气于心，传之于脾。"指出了根据五行生克关系，肝病可传脾的传变规律。《灵枢·病传》中亦指出"病先发于肝，三日而之脾，五日而之胃"，明确地指出了肝病传脾的病理关系。反过来，脾病又可及肝。黄元御说："脾气宜升……然非脾气之上行，则肝气不升。"明确指出如邪气犯脾，脾气阻滞，则影响肝之疏泄，可致肝气郁结。肝脾之间经气相通，病理上可相互影响。张锡纯在《医学衷中参西录》中言："肝木过弱，不能疏通脾土，亦不能消食。"肝气不足，升发乏力，致脾气常虚；脾虚失运，则气血化生无源，致肝气亏虚。

### （三）调肝实脾法的临床运用

周福生教授基于肝脾相关理论，结合自己多年临床实践，提出了调肝实脾的治疗大法，临床效果显著。调肝包括疏肝气，滋肝阴，养肝血，暖肝阳；实脾包括健脾与运脾。调肝实脾旨在使肝木疏泄有序，脾土健运如常，具体包括以下八种治法。

**1. 健脾养肝法**

健脾养肝法适用于脾虚失运，气血生化乏源，致肝失濡养的土虚木弱之证。治以益气养血，肝脾同补为法。症见：精神倦怠，头晕乏力，心悸多梦，面白无华、爪甲不荣，肢体麻木，纳差，大便偏干，舌淡嫩苔白，脉沉细。方以归芍六君子汤加减。

**2. 健脾暖肝法**

健脾暖肝法适用于脾虚化运，气血生化乏源，致肝失温养的土不栽木之证。治以健脾益气，温脾暖肝为法。症见：精神倦怠，头晕乏力，面青，四肢厥冷，腹部冷痛，指甲青紫，纳差，便溏，舌淡胖嫩苔白，脉沉细弱。方以四君子汤合暖肝煎加减。

**3. 健脾清肝法**

健脾清肝法适用于脾虚肝乘，肝气横逆犯脾，或伴有肝阳上亢之证。治以健脾助运，清肝泻火为法。症见：情绪急躁，胸胁胀闷，失眠多梦，口干口苦，纳少，大便先干后溏，舌淡红，苔黄腻，脉弦滑。方以丹栀逍遥散合四君子汤加减。

### 4. 健脾疏肝法

健脾疏肝法适用于因情志不畅而致肝失条达，脾土虚弱的木郁土虚之证。治以疏肝解郁，健脾益气为法。症见：精神抑郁，胸闷喜太息，胸胁胀痛，纳差，肠鸣矢气，大便溏结不调，舌淡嫩苔白，脉弦或缓。方以柴胡疏肝散合四君子汤加减。

### 5. 运脾养肝法

运脾养肝法适用于脾运化失司，中焦郁滞，导致肝失濡养的土壅木弱之证。治以运脾导滞，养肝为法。症见：精神疲倦，头晕乏力，面白无华，心悸多梦，纳呆，嗳气吞酸，大便溏泻，酸腐臭秽，舌淡苔白厚腻，脉弦滑。方以平胃散合当归补血汤加减。

### 6. 运脾暖肝法

运脾暖肝法适用于脾运化乏力，中焦郁滞，导致肝失温养的土壅木寒之证。症见：精神疲倦，头晕乏力，面青，四肢厥冷，腹部冷痛，指甲青紫，纳呆，嗳气吞酸，大便溏泻，酸腐臭秽，舌淡胖苔白厚腻，脉弦滑。治以运脾导滞，暖肝为法，方以平胃散合暖肝煎加减。

### 7. 运脾清肝法

运脾清肝法适用于肝木亢盛，横逆脾土，脾失健运之证。治以运脾泻浊，清肝泻火为法。症见情绪急躁，胸胁灼痛，脘腹胀满，失眠多梦，口干口苦，纳呆，大便干结臭秽，舌红，苔黄厚腻，脉弦滑数。方以丹栀逍遥散合平胃散加减。

### 8. 运脾疏肝法

运脾疏肝法适用于因情志不遂而致肝气郁结，脾土凝滞的木郁土壅之证。治以疏肝解郁，理气运脾为法。症见情志抑郁，胸闷喜太息，胸胁胀痛，脘腹胀满，肠鸣矢气，纳呆，大便溏结不调，酸腐臭秽，舌暗淡，苔白厚腻，脉弦滑。方以柴胡疏肝散合保和丸加减。

肝脾相关理论是五脏关系理论的重要组成部分，融合了五行制化之理、中医藏象理论及脏腑辨证内容。肝属木，脾属土，二者相克而互用，且经络相通、气机同调，在运化水谷、通行血液方面密切相关；发病时又可出现肝病传脾、脾病及肝或肝脾同病等情况。基于肝脾生理相关，病理相传的密切联系，周福生教授提出肝脾同治，采用健脾养肝、健脾暖肝、健脾清肝、健脾疏肝、运脾养肝、运脾暖肝、运脾清肝、运脾疏肝等调肝实脾法治疗脾胃病，临床疗效显著，对当今脾胃病的临床诊治具有重要的指导意义。

# 四、气血相关

血、气、神是生命总体表现的三个气化环节，前人称之为"宝"，人体所有气化活动，因血（精）、气、神的相互相生而达到极点。《素问·八正神明论》有"血气者，人之神"的说法，说明气血关系密切。气血充，则神机现；气血弱，则疾病生。气属阳，功能以推动、温煦为主；血属阴，功能以营养、滋润为主。气血之间具有"气为血之帅""血为气之母"的关系。气为血之帅，指的是气能生血、气能行血及气能统血三个方面。①气能生血：血的化生过程离不开气化。无论是饮食物转化成水谷精微，水谷精微转化成营气和津液，营气和津液转化成血液，还是精转化成血的过程，均需要依靠气的作用。气盛则生血充足；气虚则影响血的化生，甚而出现血虚。②气能行血：血液在脉中的循行有赖于气的推动，即所谓"气行则血行，气滞则血瘀"。心气的推动，肺气的宣发布散，肝气的疏泄条达，均与血液的运行密切相关，无论哪个环节功能失调，均可导致血行不畅。③气能统血：气对血液具有统摄作用，使之循行于脉中而不致外溢。气的统摄作用主要是由脾气来实现的。如脾气虚，不能统血，临床上就会出现各种出血病证，被称为"气不摄血"。④血为气之母：血是气的载体，同时也是气的营养来源。因此，气不能在没有血的情况下而单独存在。临床上，血虚会使气的营养无源，而导致气虚；血脱则使气无所依附，从而导致气脱的出现。

周教授强调的气血相关，不仅仅指我们平时所说的气血之间的关系，而且强调气机与血的关系。这与其提出的"三脏一体"理论及"心胃相关"理论有着一致性。三脏一体理论中，心、肝、脾均为和血相关的脏器，心主血脉，肝藏血，而脾统血；脾又为气血生化之源，三脏共同维持血液的运行；三脏之中，心主神志，情志发于心而应于五脏，心神失调可影响气机和肝脾的功能；肝主疏泄，肝气郁滞，则易导致气滞血瘀，或肝郁克脾，可影响脾化生气血，最终影响气血的生成；七情内伤，首先影响脏腑气机，使气机升降出入运动失常。气为血之帅，气行则血行，气机逆乱则必然影响到血的正常运行。因此，气血相关，不能简单地理解为血与气的互生互用关系，还要从气机和脏脏之间的关系来看待气血关系，因为气血的化生与具体的脏腑相关，与人体的气机相关。

调气血，实际是调气机与形体。周教授非常重视气机，他强调，对人体气机的升降出入横逆均要分清，对气机逆乱造成的影响也要分清，特别是对形体及具体五脏功能的影响，要有清楚的认识。脾胃为气机升降之枢纽，又为气血生化之源，气机失调最易影响脾胃功能；反过来，脾胃功能异常又必然会造成气机异常。脾胃病的主要症状均与气机异常有关，如腹胀、便秘、腹泻、腹痛、恶心呕吐等。

气是推动脏腑功能正常的关键基础。某种意义上讲，气代表功能，如脾气虚说明脾之所主功能下降。因此，气的虚实可反映功能的正常与否，而气机异常，则体现在由于气运动的异常，而最终导致的功能异常及病理产物在脏腑的滞留，如气滞可导致血瘀。同样是功能的异常，在临床中要分清是气的虚实，还是气机的异常，如此方能在治疗中有的放矢。

血是有形之质，是气的依托，血不存则气不存；二者一为有形，一为无形，但相互依存。血不足则气无所存，气不足则血行不畅。脾胃病久治不愈，往往求之于血气，如溃疡久治不愈，往往不单纯是气虚与血虚，在治疗时往往还要补气血。

总之，周教授在临床中非常重视气血关系，特别是气机与血的关系。"百病生于气"，很多疾病的产生均与气机有关。

## 五、治疗脾胃病学术思想概述

### （一）效法东垣，崇尚温补

"四季脾旺不受邪"，脾虚则百病丛生，当今人们虽不像东垣时期那样，因为战乱而饥饱失常，奔波劳役，但脾胃病仍以虚者居多，因此周教授治疗脾胃病多从虚论治。南方患者虽多有湿热，周教授认为，湿热停聚，说明其脾胃已伤，此其本仍为脾虚。治疗多用温补药，且不乏使用附子、干姜等辛热之品；周教授在临床中多喜用太子参、五爪龙、白术、怀山药、茯苓等健脾补气之药，尤其喜用五爪龙，认为五爪龙补而不燥，益气而不助热，是治疗脾气虚的佳药。

### （二）畅达气机，强调升降

脾胃同居中焦，气机失调是脾胃病病机的总纲。周教授认为，治疗脾胃病的关键是注意气机畅达，使升降恢复平衡。临床中常用广木香、陈皮、枳实、乌药、延胡索等调畅气机；多以枳实、枳壳、柿蒂等降气；广木香、紫苏梗等理气和胃；延胡索、救必应等理气止痛；乌药温通理气而止痛。总之，治疗脾胃病务必使脾升胃降、气机调达，方能生化不息，以益后天。

### （三）首提心胃相关，畅用调心安神和胃

心主神志，为五脏六腑之大主，主不明则十二官危。七情虽与五脏相应，但最终仍由心主神志这一功能统摄，即情志发于心而应于五脏，故心神失调可影响脾胃功能，导致出现纳呆、脘胀、便溏等症状。与此同时，脾胃功能的失调亦可影响心神。周教授认为，脾胃与心神的这种相互影响的关系，对于临床一些胃肠疾病及情志疾病的治疗非常具有指导意义。因此，他提出心胃相关理论，主张从心神（精神心理因素）与胃肠（消化系统）的相关性来治疗脾胃病。临床中对脾胃病患者，根据其伴有的神志症状，如失眠、焦虑多疑等，用

调心安神和胃的方法治疗，多用酸枣仁、夜交藤、合欢皮、柏子仁等调心安神和胃。

### （四）组方强调君臣佐使，用药善用本地药材

周教授组方时非常强调君臣分明，常说治疗疾病必须把握疾病的主次、轻重缓急，然后针对疾病的主要矛盾进行组方，这就要求用药针对性要强，而不仅仅是见症用药，更重要是见证用药。如四君子汤以党参为君，则其作用主要为益气健脾；以白术为君时，则主要作用为健脾利湿；茯苓为君时，则重在利湿。可见君臣异则功效异。广州地处岭南地区，有很多特色药材，这些药材很多适合广东人的体质，如五爪龙被称为南黄芪，其可补气而不助热，对南方体质多湿热而气虚者非常适用；再如，救必应理气止痛，但其性偏凉，亦比较适合南方人。周教授喜用龙利叶、独脚金、鸡蛋花、岗梅根等岭南药材。

### （五）效古而不泥古，灵活化裁古方

周教授认为，古方多代表一个"法"，如四逆散是调肝理脾法的代表，龙胆泻肝汤是清肝胆湿热的代表。对古方进行认识和深化，可以加深我们对证的认识，同时也会使我们用药更精确、更灵活。周教授治疗脾胃病多从古方化裁，往往构思精巧，如治疗溃疡病后期，表现为阴虚血瘀时，多喜用丹参饮化裁，将其中檀香易为百合，使其功效变为养阴化瘀、安神和胃，临床用之疗效显著。再如将四逆散中白芍易为赤芍，其功效不仅调肝理脾，且兼养阴化瘀之功，对肝脾失调而有瘀滞，特别是稍有热象者尤为适用。在治疗胃痛时，周教授往往将乌贝散中的乌骨换为乌药，由原来的制酸化痰止痛，变为理气化痰止痛，构思巧妙。

### （六）注重调养，强调食疗

脾胃病急性者少而慢性者多；单纯的实证少而虚证多。其形成病因多为饮食不节或情志失调，其治疗根本是阻断病因。周教授认为，单靠药物治疗，疗程长且疗效不甚理想，而注重调养、强调食疗，则可在一定程度上阻断病因，

同时也可发挥一定的治疗作用。脾胃病患者病情易反复，以虚证居多，虚者宜缓补，通过食疗调整，既可使患者饮食规律，又可起到治疗的作用。就调养而言，不仅要求患者注意规律饮食，而且要求患者注重调畅情志，这对脾胃病患者而言至关重要。如对脾虚者，常让患者以莲子煲汤或用山药煲汤；而针对阴虚者，则用麦冬或百合等煲汤。

## 六、治疗肝病学术思想概述

肝病可包括急性肝病及慢性肝病。急性肝病主要是各种类型的急性肝炎，临床求治于中医者相对较少，而慢性肝病则包括慢性乙型肝炎、丙型肝炎、脂肪肝、酒精性肝病、肝硬化等，慢性肝病具有治疗周期长、难以根治及与肝癌有一定的相关性等特点。中医药治疗慢性肝病具有显著的优势及疗效。

周教授在长期的临床实践中，经过临床、总结、验证及学习、思考、总结，逐渐形成了自己治疗肝病的学术思想，积累了丰富的临床经验。周教授治疗肝病的核心思想有三个，一是强调调肝实脾，"见肝之病，知肝传脾，当先实脾"。肝病则脾胃首先受累，因此治疗肝病不能见肝治肝，必先安脾实脾。周教授认为，调肝实脾乃治疗肝病之大旨。调肝包括疏肝、柔肝、清肝、平肝、泄肝等多种方法，以平为期，重点是使肝气平、肝血充、肝性柔，而实脾则反映脾受肝克而易虚的特性，护脾实脾是关键。实脾之法有补脾、温脾等，这其实是中医治未病的思想。从健康状态发展至疾病状态，疾病本身有一个从轻至重的发展过程，我们在疾病发展至下一状态之前，就进行干预，这一过程实际就是治未病。二是平衡阴阳，扶正祛邪。周教授认为，疾病的发生，从根本上说是阴阳相对平衡受到破坏，出现偏盛或偏衰的结果。因此，阴阳平衡失调也是慢性肝病的根本病机。"正气存内，邪不可干""邪之所凑，其气必虚"，肝病发生或为湿毒内侵，或为浊毒内聚，或为酒毒而伤，邪气所伤，乃正虚所致。正气盛、气血旺，体内的邪毒方能被祛除。因此，扶正祛邪也是治疗慢性肝病的根本大法。无论是肝病的早期还是中晚期，我们始终不能忘记扶正。三是"病-证-质"三位一体，强调辨病、辨证及辨质相结合。周教授认为，辨证论治是中医的特色及核心，然而除辨证外，我们也要辨疾病及辨体质，辨病及辨体质，某种意义上讲，也是为了辨证，使辨证更为精确。总之，周教授治疗肝病，强调扶正祛邪，主张肝脾同治，实脾调肝，最终达到治愈疾病的目的。

## （一）木土相关，乙癸同源

在五脏中肝与脾关系至为密切，肝之气血来源于脾之化生，脾之运化依赖于肝之疏泄。肝主疏泄，调畅气机，协调脾胃升降，并疏利胆汁输于肠道，促进脾胃对饮食物的消化及对精微的吸收和传输功能。脾气健旺，则运化正常，水谷精微充足，气血生化有源，肝体得以濡养，而使肝气冲和条达，有利于疏泄功能的发挥。从血液运行来讲，脾气健旺，生血有源，统血有权，使肝有所藏；肝血充足，藏泄有度，血量得以正常调节，气血才能运行无阻。故从生理功能上讲，肝脾关系密切，肝调畅气机，分泌胆汁，协助脾运，而脾运化正常，有利于肝之疏泄。肝藏血调节血量，脾生血统血，两者共同维持血液的正常运行。从病理上讲，肝木的疏泄功能失调，极易横逆克犯脾土，导致脾胃功能的失常。脾土的壅滞和气机的升降失调，也易影响肝木的疏泄功能。《金匮要略》指出："见肝之病，知肝传脾，当先实脾。"正如唐容川《血证论》曰："木之性主于疏泄，食气入胃，全赖肝木之气以疏泄之，而水谷乃化。设肝不能疏泄水谷，渗泻中满之证，在所不免。"肝病突出的病理征象，首先是脾胃功能受损，木郁必克土，肝木失调，脾胃受之，所以欲调肝，必当固脾。脾胃为后天之本，《脾胃论》曰："内伤脾胃，百病由生。"故古有"四季脾旺不受邪……五脏不足调于胃"的说法，此亦肝病防治之要旨。调肝包括疏肝、柔肝、清肝、平肝、泄肝等多种方法，以平为期，重点是使肝气平、肝血充、肝性柔。实脾则反映脾受肝克而易虚的特性，肝病护脾实脾是关键。实脾之法亦较多，有益气健脾、温肾补脾、化湿健脾、芳香醒脾等，临床当根据具体情况灵活应用。

肝与肾的关系是"木"与"水"、子与母的关系。肝藏血，肾藏精，精和血之间相互滋生和转化，有"肝肾同源"之说。血的化生有赖于肾中精气的气化，肾中精气的充盛，亦有赖于血液的滋养，精能生血，血能化精，故亦称为精血同源。肝肾阴阳息息相通，相互制约，协同平衡，故病理上常相互影响。肝肾受损，临床表现属虚损性疾病，肝病后期多从调补肝肾入手。

总之，周教授治疗肝病，重视脏腑之间的关系，特别是肝脾、肝肾之间的关系，认为调肝实脾乃治疗脾胃病的根本大法。

### （二）平衡阴阳，扶正祛邪

中医学认为，疾病的发生从根本上说是阴阳相对平衡遭到破坏，出现阴阳偏盛或偏衰的结果，阴阳平衡失调是肝病的根本病机。《素问·至真要大论》曰："谨察阴阳之所在而调之，以平为期。"故调整阴阳，恢复相对平衡，达到阴平阳秘的正常状态，是中医治疗学的基本治则。平衡阴阳，不是简单地补阴补阳，实际上包括脏腑本身的阴阳平衡，也包括各脏腑之间的协调。中医的阴阳观，一方面是讲机体自身的阴阳平衡；另一方面，则是讲机体与环境之间协调平衡。中医五行观则反映了机体内部之间的协调平衡。因此，肝病平衡阴阳，一方面要注意肝脾、肝肾、肝心的关系；另一方面，要注意肝脏自身功用的关系，肝体阴而用阳，注意调养肝阴、肝血，调畅肝之气机，恢复肝主疏泄之功。

"正气存内，邪不可干""邪之所凑，其气必虚"，肝病的发生以正气亏虚为本。一方面，素体脾肾亏虚，可致病邪入侵；另一方面，邪毒入侵，又进一步导致正气亏虚。正气不仅指先天之肾气，更多的是指后天脾胃化生之气。因此，实脾即为扶正，"四季脾旺不受邪"即为此理。正气盛，气血旺，体内疫毒、浊毒、酒毒方能被遏制及清除；脏腑的生理功能才能趋于正常。因此，扶正祛邪是肝病的治疗大法。对于无症状性慢性乙肝，尤其要以扶正祛邪为治则组方。临床中，一部分慢性乙肝患者往往无明显症状，或症状轻微，这时往往觉得无症可辨，只能单纯用舌脉进行辨证，再根据辨证结果，并结合临床经验进行用药，但往往觉得盲目，此时若把握好扶正祛邪这一大法，坚持守方治疗，往往可取得不错的疗效。用药方面，周教授常用五指毛桃、太子参、白术、茯苓、山药等扶正；后期有有肾虚症状者，可适当补肾。除了扶正，祛邪也是肝病治疗中的一个重大课题，肝病之邪主要是湿、热、瘀、毒、脂浊，要分清病邪，有针对性地进行治疗，方能有效。如对于湿热之邪，有湿重于热、热重于湿、湿热并重；湿有表湿、内湿之分。湿热本身有少阳湿热，如蒿芩温胆汤证、达原饮证，也有湿热弥漫三焦之三仁汤证，湿热偏于上焦之甘露消毒丹证，湿热偏于下焦的三妙散、四妙散证。对于湿的治疗，周教授则非常强调健脾，主张小剂量健脾以化湿，多以四君子汤加减，其中以太子参换党参，且量不大，用量为 10～15g，脾主运化，脾气健则水湿得以化，健脾祛湿是治疗的关键环节。除健脾外，周教授有化湿组药，临床常用木香、藿香、葛根、石菖蒲、莱菔子等随症加减。清湿热，周教授则强调在护脾的基础上，慎用苦寒之药，临床多用土茯苓、布渣叶、鸡蛋花、茵陈、鸡骨草、溪黄草等。关于毒邪，可用清热解毒之品，常用的有白花舌蛇草、凤尾草、叶下珠、半枝莲等。对于乙肝病毒，定量数值较高者可随症加减应用。肝主疏泄，气机不畅则易气滞成瘀，而湿热毒邪内聚，亦可阻滞气机而成瘀。因此，化瘀在肝病的治疗中也非常重要。中晚期肝病几乎都不同程度地存在有"瘀"，如出现肝掌、蜘蛛痣、静脉曲张，这些均是瘀血的表现；肝病患者夜晚腹胀加重，也是瘀血的表现。早用、重用活血化瘀药物，有利于肝病的康复，常用药物有丹参、赤芍、桃仁、红花、三七等。总之，平衡阴阳与扶正祛邪是肝病的总治则。

## （三）三位一体，见证用药

周教授对肝病辨证，讲求在病－证－质三位一体时进行辨证，特别注重体质在辨证中的作用。肝病本身有其特殊性，如肝病易传于脾，肝气易郁结，肝病后期易出现水瘀互结。掌握这些特征，有助于我们辨证及临床用药，也有助于我们掌握辨证方法，否则会成为毫无针对性的辨证，不能提高辨证的效率及精准性。如肝病多瘀，针对这一特点，临床辨证时就会针对瘀进行四诊，往往能够快速辨证，这是辨病与辨证要结合的原因。熟悉了疾病的基本特点及基本证型，辨证就会有针对性。肝病患者作为一个群体，有其体质的特殊性，如易怒、易郁、易心烦发怒等，治疗时则应注意清肝调肝。有湿热体质者，则应加强清热利湿；忧郁体质者，则应疏肝，可用素馨花、绿萼梅、制香附等。针对每个具体的患者，又有其体质的特殊性，临床中要细辨细问，如阴虚火旺者，可用一贯煎加减。总之，周教授在辨治肝病时，强调"辨证－辨病－辨质"三位一体，以加强辨证的精准性及临床用药的针对性。

### （四）调畅气机，勿忘化瘀

肝体阴而用阳，肝主疏泄。肝病初期多易发生肝气郁滞，继之则出现肝气犯胃、肝脾不调；肝郁化火则出现肝火上炎或肝火伤阴等阴虚之象。外邪侵袭也多先伤肝气，影响肝之气机。总之，肝病早期多有肝气郁滞之象。久郁则气滞血瘀，中晚期则多有血瘀之象。然不能单纯化瘀，应注重调畅气机，瘀得之于气机郁滞，调气机乃化瘀之根本。周教授认为，肝病往往为肝脾同病，调肝实脾为治肝之要旨，脾胃为气机升降之中枢，而肝失疏泄可影响脾主运化的功能。因此，调畅气机不仅包括肝气，也包括脾胃升降之机。因为肝郁可致脾虚，而脾虚土壅木滞，则可出现肝气郁滞，故从上下来讲，气机有升降；而从横的层面讲，气机则以舒畅为主。总之，治疗肝病要注意调畅气机，且勿忘化瘀。

七情五志虽为心所主，然其与肝的关系也非常密切。情志失调可影响肝之气机，如失眠患者，可出现心烦易怒或情绪抑郁，单纯疏肝往往疗效不佳。周教授认为，疾病有形与神两个层次，此时虽然肝气不舒或有郁滞的表现，但疾病的主要层次在神，治疗宜从神论治。临床中，一些慢性乙肝患者因为担心自己会得肝硬化或肝癌，或因自卑而出现焦虑症、抑郁症，这些均为情志失调、心神不宁的表现。治疗时要重视从神的层面进行治疗，周教授在这方面具有丰富的经验。其提出的心胃相关理论认为，心主神志功能与脾胃功能密切相关，非常强调通过调心神而治疗脾胃病。因此，调气与调神有时联合进行。临床多用合欢皮、素馨花、绿萼梅、夜交藤等安神解郁之品，以达调畅气机的目的。

### （五）起居调养，心理调摄

中医治病强调治养结合，《素问·五脏生成》曰："人卧血归于肝。"肝养血、生血的最佳时间是亥时至寅时，根据子午流注理论，丑时（凌晨1点至3

点）肝经最旺，如果丑时还不睡觉，会造成血不养肝，易致血虚而患肝病。晚上 23 点之后，胆经开，阳气动，则不容易睡着，极易耗散肝胆之气，引动外邪侵入体内，因此睡觉最好在晚上 22 点，最晚不要超过 23 点。

对于肝病患者来讲，保证充足的睡眠才会有良好的精神状态，从而有利于疾病的恢复。患者饮食要注意营养平衡，提倡高蛋白、高维生素、低脂肪、低糖饮食；禁酒，避免油腻太过、饮食不节或营养失调、饥饱失常等。慢性肝病，特别是慢性乙肝患者，易出现沮丧甚至绝望情绪，会影响人体气机。其心理问题主要来源于两方面：一方面是对疾病本身的恐惧、紧张和悲观的情绪；另一方面，由于社会的偏见和歧视，使他们感到自己在社交、求学、工作、生活等多方面存在困难，给他们带来诸多烦恼。因此，要引导患者学会自我心理调节，正确对待疾病，适当参加文体活动，保持愉悦的心情和乐观向上的情绪，避免不良精神因素的影响。综上，精神心理调摄是治疗中一项基本的、不可或缺的要素。

周教授治疗肝病非常注意治养结合，包括情志调养，他常对患者的饮食起居提出明确要求。精神调摄方面，则秉承其心胃相关理论，一方面从心理上进行安慰，另一方面则适当应用养心安神之品，如夜交藤、合欢皮、五味子、酸枣仁等，有助于疾病的康复。

# 专病论治

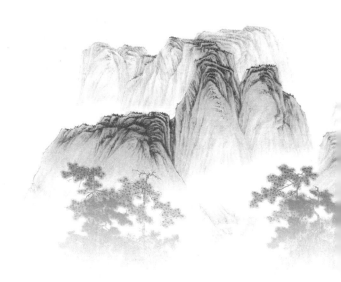

# 复发性口腔溃疡治疗经验

复发性口腔溃疡是临床常见病、多发病，目前对其病因及发病机制尚不完全明了。患者表现为反复口腔溃疡发作，有时表现为痊愈不就即再次复发；因疼痛而影响进食，甚则寝食难安。很多患者深受其苦，门诊求治者亦不在少数。

## 一、病因病机

复发性口腔溃疡属中医"口疮""口糜"范畴，主要表现为口唇及舌出现溃疡，多有红肿热痛的表现。中医各家对此病认识不一，《医贯》从三焦寒热来认识，认为其病因主要为"上焦实热，中焦虚寒，下焦阴火"。张璐则认为，主要为心脾二经有火，"盖小肠者，心之腑也，此举邪热之一端耳。心属君火，主五脏六腑之火，故诸经之热，皆应于心。心脉布舌上，脾脉布舌下，二经之火为病"。目前多认为其主要病机是中焦湿热内蕴，湿浊上泛，导致肉腐肌烂，形成疮疡。然此病的反复、周期性发作，单用湿热蕴阻中焦不能解释主要病机，应与患者特有的体质因素相关。周教授认为，口疮的病机湿热为标，气虚阴虚为本。往往初起时以湿热为主，由于湿热久羁，中后期则耗气伤阴，表现为阴虚夹湿或气虚夹湿；或为阳虚湿不得化，久蕴化热，终致湿热内蕴。因此，口疮或得之于脾虚者，或得之于阳虚者，或得之于阴虚者。总之，口疮的病因病机，脾虚是根本，升降失调是关键。此外，口疮复发往往与情志失调有一定的关系，心火亢盛或肝火引动胃火，均可导致本病的发生。

## 二、治法及用药经验

### （一）分型治疗

根据对口疮病因及病机的认识，周教授将口疮主要分四型进行论治。具体如下。

### 1. 气阴两虚

气阴两虚型患者，多表现为口疮红肿，有苔，口渴多饮，体型消瘦，舌红少苔，脉细数，治疗以健脾养阴为主。周教授常用四君子汤加石斛、山药、麦冬、沙参等治疗；亦有阴虚火旺者，表现为体型消瘦，腰膝酸软，盗汗，咽痛，以知柏地黄汤加减。补阴药临床多用石斛、玉竹、沙参、玄参、麦冬等。若阴虚火旺，则需泻火，用药又各有不同：心火旺者，表现为舌尖红，舌尖有疮，可用通草、灯心草泻火；肝火旺者，表现为烦燥易怒，晨起时多有眼眵，口苦明显可用茵陈、龙胆草、槐花、栀子、牡丹皮等；胃火旺者，可用石膏、黄连等。

### 2. 阳虚湿阻

阳虚湿阻型以阳虚为本，湿浊为标；湿邪内滞，或为外湿，或为内湿；外湿者通利则可去，而根于阳虚之内湿，治疗颇为棘手，单纯通利往往难以起效，或只能起效于一时，必须温阳化湿。因此，周教授认为，温阳除湿法是治疗口疮的一个大法。此型表现为体形肥胖，舌胖大，舌质淡胖，苔黄或白腻，溃疡多不红，方用半夏泻心汤合理中汤加减。此型治疗重点要注意扶脾阳，化湿浊。因此，干姜、莲子、怀山药等是常用之品。湿重热化者，清热化湿为主，温阳为辅；后期湿热得化，则以温阳为主，此型口腔溃疡往往缠绵难愈，病程较长，治疗重点为温阳化湿；切莫纯以通利之法或清利之法，以图一时之快。

### 3. 湿热内蕴

湿热内蕴型患者往往体形壮实，面部油腻，属于实证，临床表现为口疮红肿明显，胸脘痞闷，大便黏腻不爽，小便色赤，舌苔黄腻，脉滑，治疗多以甘露消毒饮、三仁汤及半夏泻心汤加减，可适当加用玉竹、石斛等养阴之品。湿热之邪本不宜用养阴药，然口疮者往往兼有阴虚，加用少量养阴药，可以防止通利之品伤阴。此型患者多病程不长，病程长者因湿热久蕴，往往兼有阴虚，虚火与湿热相兼为病，治疗更为棘手，辨证要点为：①患者多为腺病质，多有胸腹部的不适感，胃脘痞闷；②舌苔黄腻，脉滑；③多有口干、口苦或口腻；

④小便黄赤短少。临证用方要注意甘露消毒饮、三仁汤及半夏泻心汤的区别：甘露消毒饮虽是用于三焦湿热，但偏重于上焦，且入肝经，三焦湿热，有咽喉肿痛、肝经湿热表现者，用之较佳；三仁汤则偏重于中焦，以清利为主，表现为腹胀，舌苔白厚而腻，小便黄赤者，用之较佳；半夏泻心汤则以脾寒胃热为主要病机，实为寒热错杂，但仍以实证为主，多上有口疮，中有腹胀，下有腹泻，舌淡苔黄腻，脉多不虚；口疮新发、红肿者，可用半夏泻心汤加石膏、连翘，多三日有效。

### 4. 浮阳不潜

属于浮阳不潜的患者，口疮反复发作，但色多不甚红，体形肥胖，面色黄白，多有痤疮，舌体胖大而淡，苔薄白，畏寒肢冷，易腹泻，脉沉迟，方用四逆汤合封髓潜阳丹。此型患者口疮乃浮阳而引起，辨证时阴阳的辨别非常重要，且莫颠倒。临床辨证时要点为：畏寒肢冷，易腹泻，脉沉迟或微细，小便清长。

### （二）临证用方用药经验及特色

口疮用药当注意标本关系、兼夹之邪和湿热轻重。阴虚为本，则可以养阴药为主使用，如玄参、麦冬、沙参、玉竹、石斛等。应注意分清是肾阴虚还是胃阴虚，胃阴虚者用玄参、玉竹、沙参、石斛，而肾阴者则用二至丸、生地黄；阴虚火旺者可适当加用知母、生地黄、牡丹皮等滋阴泻火之品。对火的产生亦要进行分析，肝火旺者可用槐花、栀子；心火旺者可用黄连、莲子心、通草、灯心草等泻心火；胃火旺者则用石膏、连翘等泻胃火；阳虚火不归位者，可用封髓丹加牛膝引火下行；火毒炽盛者，溃疡红肿疼痛明显，口唇肿胀出血，此时可加用大剂量清热解毒药，如金银花、连翘等。同时要注意脾升胃降，调畅气机：便秘而口臭者，可加用大黄、枳实，降气通便；脾虚湿浊内蕴，可适当加用葛根、升麻以升清降浊。

用方特色：口疮之形成，不外于热（火），然久病反复难愈者，周教授则认为与脾虚有关。脾虚则生湿，湿蕴或与外热互结，或与阴虚之内热互结，或与浮火互结，可形成湿热之邪。因此，对口疮的治疗，周教授非常强调健脾化湿，以祛湿为中心，方用四君子汤加减，用药轻灵，用量不宜过大，防止助湿生热；四君子汤初用往往疗效不明显，然守方治疗，常常能使顽疾痊愈；如贪图一时之效而妄用清热利湿之品，恐会反复发作，实为治标之法，此有违医者治病求本之意也。

外治法治疗口疮也是中医一大特色，临床可用蒲黄粉、五倍子、紫花地丁、金银花煎汁含服，疼痛明显者，可以加快溃疡面的愈合。也可以冰硼散或双料喉风散外喷，疗效亦佳。但要想使疾病彻底根除，内服才是关键。

# 胃食管反流病治疗经验

胃食管反流病包括反流性食管炎及内镜下阴性胃食管反流病，是目前脾胃病科临床的常见病、多发病及疑难病。鉴于此病与精神心理因素有关，随着现代人们生活及工作压力的增大，此病发病率正在提高，在大城市显得更为明显。本病临床表现以反流症状为主，临床以胸骨后灼痛、烧心、反酸、咽部异物感或不适、吞咽困难及胸脘痞闷不适为主要表现。西医学认为，本病是由多种因素造成的消化道动力障碍性疾病，具有慢性复发倾向。据报道，本病停药后半年内复发率高达 70% ~ 80% 。中医药对此病具有独特的认识及疗效，根据其临床表现，常常将其归于"噎膈""反酸""烧心""胃痞""胃脘痛""梅核气"等病进行治疗。

## 一、病因病机

周教授认为，胃食管反流病的病因主要有三个方面：一是饮食不节。具体而言，有饥饱失常、食不定时、暴饮暴食、烟酒过度，以上均可损伤脾胃，导致升降失司，胃气上逆，损伤食道，出现反酸、烧心等症状。二是情志失调。生活节奏快，名利观念重，思虑忧患，则伤肝伤脾，肝失于疏泄，脾失于健运，则脾胃气机失常，出现反酸、嗳气、烧心等症。三是失于调养。轻证治疗不当，或平素调补不当，久则伤及脾胃，从而影响气机的运化。

此病病位在食管，实属脾胃病。病机关键是气机升降失调，涉及的脏腑有肝、胆、脾、胃。脾胃为气机升降之枢纽，脾主升，胃主降，升降失常则出现胃气不降、脾气不升：胃气不降而上逆，则出现嗳气、呕吐、便秘、胃痛等症状；脾失升清则可出现头晕，痰湿内阻于心胸，而出现胸胁满闷。肝胆在气机调控中的作用也不容忽视，肝升胆降，肝升发太过，则影响胃之通降，出现肝胃不和、气逆于上的症状。我们必须把握"三个上逆、一个不降、一个不升"：肺气上逆、肝气上逆、胃气上逆，胆气不降，脾气不升。所以，胃食管反流病的核心病机是气机升降失常，肺胃肝气上逆是发病的关键。

# 二、治法及用药经验

## （一）分型治疗

根据对胃食管反流病病因病机的认识，周教授将胃食管反流病主要分为四型进行论治。

### 1. 肝胃不和，痰气交阻

此型主要表现：咽部部物感、胸闷、腹胀、嗳气，偶有反酸，烧心，病情轻重及发作往往与情绪有关。治疗时常以四逆散合半夏厚朴汤加减；有反流性咽炎者，多有咽部滤泡增生；咳嗽者可加用射干、木蝴蝶、桔梗；咽干有痰者可加用麦冬、浙贝母；肺气不降，有气逆感者，可加用枇杷叶；胸胁胀满不适者，加香附、八月札。痰分有形之痰与无形之痰，有形之痰的痰与湿往往相兼为病；痰湿阻于中上焦，则胸脘痞满，恶心无呕吐，自觉咽中有痰，有时可咯出白色黏痰；此时可加莱菔子、浙贝母等；无形之痰则可加僵蚕。此型重点是痰气交阻、肝气不舒，治疗以疏肝理气、化痰降气为法。

### 2. 脾胃虚弱，肝气犯胃

此型主要表现：腹胀，嗳气反酸，偶有烧心，纳差，二便调，舌淡嫩，苔薄白，脉细弱。平素脾胃虚弱，面色黄而无光泽。治疗以健脾胃为主，佐以疏肝降气。此型患者以肥胖者居多，现代医学认为，肥胖后腹腔压力增大，是胃食管反流的主要原因之一，肥胖导致的食道下括约肌松弛也是原因之一。从中医的角度来看，脾主肌肉，脾虚失其职，则可出现肌肉无力或松弛。因此，对肥胖者，健脾是治疗大法，常以六君子汤加减。烧心加左金丸；嗳气明显加丁香、柿蒂；嗳气之味酸腐者，可加健胃消食之神曲、麦芽、炒稻芽等；腹胀明显者，则当分清为气滞为主，还是脾虚为主；气滞者，加紫苏梗、陈皮；脾虚者则注意健脾，可用厚朴干姜人参汤。

**3. 脾胃湿热，肝胃不和**

此型主要表现：腹胀，口干口苦，胸腹痞闷不适，偶有烧心嗳气，大便不爽或便秘，小便黄赤。此型患者体质相对壮实，面色多较油腻。治疗以清热利湿、疏肝和胃为主，方用半夏泻心汤合四逆散加减。肝气犯胃明显者，则嗳气频频，两胁胀闷不适；晨起有眼眵者，可加桑叶、菊花；大便不爽或便秘明显者，可加重虎杖、蒲公英，以清热燥湿通便；口苦口干明显者，可加郁金、茵陈；肝气不舒，肝火旺而睡眠差者，可加用合欢皮、夜交藤，以解郁安神。

**4. 胸膈郁热，少阳经气不利**

此型有小柴胡汤证的主要表现：口苦，咽干，胸胁苦满；同时有胸膈郁热的表现：胸骨后灼热、有时憋闷，心中懊恼；治疗以小柴胡汤合四逆散合小陷胸汤；睡眠差时可加入淡竹叶、灯心草或栀子豆豉汤；如痰热郁于胸膈，失眠多梦，胸闷脘闷，恶心欲呕者，可与温胆汤合用。

**5. 厥阴寒热错杂**

厥阴病提纲证："厥阴之为病，消渴，气上撞心，心中疼热，饥而不欲食，食则吐蛔，下之利不止。"胃食管反流病主要症状与之颇为相似。对反复难愈之烧心、反酸，或半夜睡眠易醒（即阴阳交接不顺），脉弦而软者，或有寒热错杂表现者，可用乌梅丸加减治疗，往往疗效显著。

## （二）临证用药用方经验及治疗特色

### 1. 用方用药经验

以反流性咽炎为主要表现的胃食管反流病患者，常出现咽部异物感，这是该类最难消除的症状之一，中医称之为"梅核气"。周教授对梅核气的治疗经验丰富，如咽部异物感较强，自觉有痰，甚至可以咯出痰者，多在辨证的基础上，加用射干、桔梗、浙贝母，以化痰利咽；咳嗽、咽干者，则加岗梅根、枇杷叶；如咽部异物感较强，且伴有食欲不振者，说明肝木侮脾，此时多以逍遥丸加减；如反复难愈，瘀滞明显者，则加用莪术、桃仁等，以化瘀散结。

**2. 治疗特色**

（1）虚证为主，注重健脾

周教授认为，本病虚实夹杂。胃强脾弱是主要病机，故周教授治疗本病多从脾胃论治。脾胃亏虚则百病丛生，脾虚则气机不升，升发不及则降浊无力，症见纳差，平素饮食稍有不慎则腹泻，舌淡胖有齿痕，脉细。治疗上应注重扶正，重用健脾补气之品，临证多选用太子参、五爪龙、白术、山药、茯苓等健脾益气之品。

（2）畅达气机，脾升胃降，佐以疏肝

脾胃同居中焦，气机失调是脾胃病病机的总纲。周教授认为，治疗反流性食管炎要使脾胃气机保持畅达，使脾升胃降的功能得以恢复。临证常用枳实、法半夏、柿蒂等降气和胃，木香、紫苏梗、砂仁等理气和胃。症见反酸、嗳气、反胃明显，提示胃气上逆较重，治疗上应注重降逆和胃，重用柿蒂、法半夏等药。务必使脾升胃降、气机畅达，方能清升浊降，生化不息。肝主疏泄，肝气畅达是脾胃气机疏通、脾升胃降的一个重要条件，临证多佐以疏肝之品，如柴胡、佛手等。

（3）病情复杂，注意兼症

本病病位为食管，反流物每多伤及咽喉，如症见咽部不适，有异物感等，为反流物刺激咽部引起的咽炎，可加用木蝴蝶、玄参等利咽之品。症见焦虑、心慌、眠差、多梦者，提示情志失调，肝气郁滞，心神不宁，多重用合欢皮、浮小麦、夜交藤等养心安神之品。本病迁延难愈，病至后期气滞血瘀，兼见血瘀征象，如胸骨后疼痛明显，舌黯红或淡黯，有瘀斑瘀点，周教授注重气血并调，如用延胡索、郁金、乌药、丹参、浙贝母，共奏和胃止痛、化痰散瘀之功。

# 食管癌治疗经验

食管癌是指食管鳞状上皮或腺上皮的异常增生所形成的恶性肿瘤，属中医"噎膈"的范畴，我国是食管癌高发国家，其死亡率仅次于胃癌。食管癌起病隐匿，早期可无症状。当出现食管内异物感、梗噎感、进行性吞咽困难等症状时，提示病情已经发展到中晚期，此时治疗效果欠佳。中医治疗食管癌，不仅可明显减轻不良反应，还可改善患者的生活质量及生存期。此时治疗往往比较棘手，而中医药在治疗此类疾病方面具有一定的优势。

## 一、病因病机

中医学无食管癌的病名，但从本病的临床症状看来，属于中医书籍中"噎膈"的范畴。噎是指吞咽时梗噎不顺难下，吞咽不利之意；膈是指胸膈阻塞，食后吐出，甚则饮食不下，是阻隔不通的意思。其病因有七情内伤、饮食不节、年老体虚等因素。《明医指掌》称"噎病多起于忧郁，忧郁则气结于胸臆而生痰"。《医学入门》中说："三焦枯槁成膈噎，饮食不下，而大便不通，名膈噎……病因内伤，忧郁失志及饮食淫欲，而动脾胃肝肾之火，或因杂病误服辛香燥药，俱令血液衰耗，胃脘枯槁。"何梦瑶在《医碥》中载有："酒客多噎膈，饮热酒者尤多，以热伤津液，咽管干涩，食不得入也。"《金匮翼》曰："噎膈之病，大都年逾五十者，是津液枯槁者居多。"《景岳全书》中载有"噎膈一证，必以忧愁思虑，积劳积郁，或酒色过度，损伤而成"。其病理因素多与气滞、痰瘀等相关。忧虑伤脾，导致气结，脾主运化功能失常，气聚而为痰，痰气交阻于食道，易造成气滞痰阻；肝郁则血行不畅，久之瘀结于食管，形成肿块，导致咽下困难，易造成痰瘀互结。久食不下或血耗气郁，痰因火结，热毒伤阴，肾阴不足，津液亏损，可发生噎膈诸病。且痰、瘀、热等邪气长期滞留于体内，正气耗损，造成正虚邪恋。周福生教授认为，噎膈为本虚标实之证，本虚为津亏血耗和阳虚，标实为气滞、痰凝血瘀，早期食管癌以痰气交阻为主，进展期以痰瘀互结、气虚津亏为主。

## 二、用方用药经验及诊疗特色

### （一）分型治疗

**1. 痰气交阻**

痰气交阻见于本病初期，症见咽中不适或胸闷不畅，情绪舒畅时可稍减轻，口干咽燥，舌质偏红，苔薄腻，脉弦细而滑。治以理气降逆，燥湿化痰，方用半夏厚朴汤为主方加减，主要用药为姜半夏、厚朴、胆南星、急性子、旋覆花、代赭石、郁金、陈皮。疲劳乏力加黄芪、黄精；血虚加当归、鸡血藤；胸痛加丹参、三七、白及；大便溏泻去代赭石，加白术、茯苓、扁豆；气郁胸闷加郁金、全瓜蒌、厚朴。

**2. 痰瘀互结**

痰瘀互结多见于本病中期，症见吞咽困难，甚则水饮难下，胸背疼痛，固定不移，泛吐黏痰，大便坚硬，或吐下如赤豆，形体消瘦，肌肤甲错，舌有瘀斑或带青紫，脉细涩。宜化痰软坚，活血散结，以二陈汤加丹参饮加减，主要用药为法半夏、茯苓、陈皮、白芥子、郁金、丹参、檀香、八月札。泛吐黏痰者，加海藻、昆布、浙贝母。

**3. 气虚津亏，痰瘀凝结**

本证多见于本病中后期，症见吞咽困难，胸骨后灼痛，口干咽燥，心烦不寐，水饮不下，形体消瘦，面白气短，头晕心悸，肢倦体乏，大便秘结，舌红少津，舌色紫绛或舌有裂纹，舌苔薄黄或少苔，或光剥，脉弦细数。宜扶正生津，化痰散瘀，以生脉饮合四君子汤加减，主要用药为党参、白术、茯苓、石斛、红花、桃仁、丹参、三七、生牡蛎、夏枯草、八月札等。肠中燥屎，大便不通者，加大黄、何首乌，中病即止，以免再伤津液；梗阻严重者，加生半夏、急性子等；纳呆腹胀者，加鸡内金、焦楂曲、枳壳；便溏腹泻者，加炒苍术、怀山药；口干咽燥者，加沙参、麦冬；放疗后白细胞减少者，加黄芪、枸杞子、鸡血藤；恶心呕吐者，加炒竹茹、代赭石、制半夏。

## （二）用方用药经验及诊疗特色

### 1. 分期治疗

治疗食管癌，周教授强调将整体情况与局部情况相结合，分期分阶段治疗；早期症状和体征不明显，治疗重在疏肝解郁，化痰散结；中期患者可出现吞咽困难，恶心呕吐等不适，治疗重在活血祛瘀，化痰散结；晚期患者出现进行性吞咽困难，声音嘶哑，咽下疼痛等不适，多为虚实夹杂，久病津液亏虚，应补虚扶正，攻补兼施，养阴生津，兼以祛邪。

（1）早期重在疏肝解郁，化痰散结

食管癌初期，患者多无症状，或者表现为咽中不适，或胸闷不畅，舌苔薄白，脉象弦或弦细，周教授认为，这是肺、脾、肝三者功能失调，水液代谢障碍，湿邪结聚成痰的结果。脾胃为人体气机升降之枢纽，由于饮食失调或手术等原因，以致脾气清阳不升，浊阴不降，加之患者心理压力较大，肝气郁结，肝气横逆而克脾，使患者出现嗳气、呃逆、胸膈满闷、情志抑郁等症状，食管癌早期病机关键在于痰气交阻，气机郁滞。《圣济总录》描述其症状谓"咽喉噎闷，状若梅核"，治当化痰理气，可选半夏厚朴汤为主方，宣通郁气，俾气舒涎去，取"日三夜一服"之法。《金匮要略》中早有"妇人咽中如有炙脔，半夏厚朴汤主之"的记载，临床确以女性多见此类症状，操劳过度，情志不畅均可使病情加重。若患者肝木之气失于条达，可酌加疏调肝气药物，如合欢花、佛手等；若患者脉细弦滑，舌苔白腻，可采用辛开苦降之法，佐以利痰清膈，但须避免过于辛香，以防气耗津枯；若患者受纳饮食正常，脉弦有力，平素感觉常似有形之骨鲠在喉，可酌加急性子或威灵仙，对于痰核浊邪积聚，痰涎甚多，吞咽困难者用之效佳。

（2）中期重在活血祛瘀，化痰散结

中期食管癌患者往往有明显的瘀血内结征象，可见疼痛固定不移，有肿块，皮肤甲错，呕吐物如赤豆汁或呕血，面色黧黑等。周教授在诊疗过程中，重视舌诊，青紫舌在食管癌瘀血内结证中尤为多见。周教授认为，忧虑伤脾伤肝，脾虚生痰，嗜食肥甘厚味，既损伤食管，又伤脾胃，酿成痰热，影响气机升降；肝主疏泄而藏血，气为血帅，肝郁气滞，日久不解，以致瘀血内停，络脉瘀阻引起食管癌，与胃食管反流性疾病所引起的炎症充血、癌症术后食管狭窄等梗阻症状相吻合。气滞血瘀又可相互影响，气滞不消，其瘀尤甚，血瘀不祛，其气尤滞；瘀一日不去，则膈一日不愈。针对食管癌久病之证，周教授认为，食管自咽至胃为饮食之路，与"幽"有异曲同工之妙，轻者用二陈汤合丹参饮加减，重者选用李东垣《脾胃论》通幽汤治疗，以桃仁、红花活血祛瘀为君，使瘀血祛而新血生；当归、生地黄、熟地黄滋阴养血为臣，取"燥者润之"之意；升麻升清，槟榔降气，一升一降，气机得舒；甘草甘守津还，全方润枯通壅，调和气血，开通胃腑。

（3）后期顾护津液为要

食管癌后期，气、痰、瘀搏结，耗伤津液，病情由标实转为正虚，虚实夹杂，以气阴两虚为主，因此，后期以顾护津液为要。《素问·至真要大论》中即有"燥者濡之"的治则，便是以濡润之品，治疗津液亏乏之病。《素问·经脉别论》中曰："饮入于胃，游溢精气，上输于脾。脾气散精，上归于肺，通调水道，下输膀胱。"周教授认为，此时津液的正常运行非常重要，如果津液愈亏，则病愈繁矣，应以顾护阴液为先；脾胃升降功能正常，才能维持机体的正常生命活动。脾以燥为用，胃以润为通，润燥相济，相互为用，脾胃相合，才能纳化正常。食管癌后期多出现气阴两伤之证，每多虚实兼杂，益气养阴的同时，当不忘扶正祛邪。若脾胃气虚而兼阴虚之证，补气与养阴可共同治疗，可选用山药、扁豆花、无花果等甘平（甘凉）濡润之品。若脾胃阴虚，兼夹湿邪，则养阴润燥与化湿药相配伍，或取权宜之计，先化其湿，然后护阴，正如黄连、半夏配伍瓜蒌，取小陷胸之意，亦属润燥兼顾。若患者出现阴液内枯，胃气伤败之征，应取甘寒育阴之法，以养阴润燥之品石斛、麦冬、玉竹、沙参等为君，用量宜大，佐以佛手花等理气不伤阴之品，强调灵活变通。

**2. 分阶段治疗**

（1）术前阶段

患者术前肿块盘踞体内，邪气虽盛，但正气不亏，可耐攻伐，治疗以攻邪为主，常以活血化瘀、软坚散结、清热解毒为法，常用当归、川芎、生地黄、赤芍、海藻、昆布、牡蛎、山慈菇、浙贝母、法半夏、夏枯草等药物。吞咽困难，症状严重者，加威灵仙；上腹部胀闷者，可加厚朴、枳壳；呕吐者，加生姜、砂仁、白术；津伤便秘者，加玄参、麦冬、火麻仁等；纳差者，加麦芽、鸡内金；胸骨后疼痛者，可加延胡索、炒五灵脂。

（2）术后阶段

早期食管癌患者首选手术治疗，在手术及术后早期恢复的过程中，人体正气会受到损伤。首先是手术过程中大量失血，使患者气血大伤，正气亏损；其次，手术改变了人体消化道正常的解剖组织，导致脾胃受纳腐熟功能减退，脾胃为后天之本，气血生化之源，脾胃功能受损；加之术后禁食及纳差等因素，使患者营养缺乏，脾胃生化乏源，气血津液进一步耗伤。故术后患者治疗以扶正为主，有形之血不能速生，无形之气所当急固，故常用八珍汤加减，以益气养血、健脾和胃为法，主要用药为黄芪、白参、茯苓、白术、当归、生地黄、白芍、川芎、陈皮、麦芽、鸡内金。气虚明显者，重用黄芪、党参；血虚者，加鸡血藤、何首乌；发热者，可加牡丹皮、连翘；汗出恶风者，可加煅牡蛎、五味子、防风；阳虚者，加制附片、桂枝；胸痛者，加延胡索、丹参；腹胀腹痛者，加桃仁、厚朴、乌药；纳差者，加砂仁、炒山楂；便溏者，加薏苡仁、吴茱萸、黄连。

手术后易出现吻合口瘘、胸腔感染、反流性食管炎、胃排空障碍等并发症，周教授认为，术后并发症的出现，多因术中离经之血壅滞体内，瘀血内生，郁久化热，热毒内生，病机为瘀血凝滞，热毒蕴结，治疗上多以活血化瘀、清热解毒为治则，多选用当归、赤芍、莪术、苏木、三七、郁金、金银花、连翘、黄芪、茯苓、白术、浙贝母、白花蛇舌草等；术后出现反流性食管炎及胃排空障碍的病机，主要为手术损伤脾阳，脾胃阴阳燥湿相济，一旦失调，脾失健运，不能为胃行其津液，胃纳不振，胃失和降，则胃气上逆，治疗上当以健脾通阳、和胃降逆为法，多选用六君子汤合半夏厚朴汤加减，主要用药为黄芪、白参、茯苓、白术、法半夏、厚朴、砂仁、陈皮、紫苏梗、瓦楞子、甘草。嗳气呕吐者，加沉香、姜竹茹；胸骨后烧灼疼痛感者，加栀子、丹参、延胡索；吞咽不利者，加枳实、威灵仙、莱菔子、牛蒡子；胸胁脘腹胀痛者，加柴胡、郁金、桃仁。

（3）放疗阶段

食管癌患者在放疗期间，常可并发放射性食管炎、放射性肺炎，临床常表现为吞咽梗塞不适，难以进食，大便干结，口干咽燥，咳嗽多痰，严重影响患者生活质量。周教授认为，放疗乃一种火热邪毒，易耗伤人体气阴，治疗上多以益气健脾、养阴清热为治则，方选六君子汤合沙参麦冬汤加减，主要用药为黄芪、白参、白术、茯苓、陈皮、沙参、麦冬、石斛、玄参、甘草。口燥咽干甚者，加天花粉、芦根；食欲不振者，加麦芽、谷芽、鸡内金；恶心呕吐者，加砂仁、法半夏；失眠烦躁者，加酸枣仁、五味子；便秘者，加枳实、大黄（后下）；发热者，加黄芩、地骨皮。

（4）化疗阶段

化疗药物在杀伤肿瘤细胞的同时，易产生毒副反应，临床上最常见的有消化道反应和骨髓抑制；消化道反应表现为不同程度的恶心呕吐、食欲下降、大便不调等；骨髓抑制则表现为血液毒性，如白细胞、中性粒细胞及血小板下降、贫血等。周教授根据"脾主运化，胃主和降，脾胃乃气血生化之源；肾藏精，主骨生髓"等理论基础，结合长期临床经验，提出消化道反应的病机关键为脾气亏虚，胃失和降；骨髓抑制乃因肾精受损，脾虚乏源。总的病机为脾肾亏虚，胃失和降，治以健脾补肾、和胃降逆为法，常用黄芪、党参、茯苓、白术、半夏、陈皮、枸杞子、菟丝子、女贞子、山药、补骨脂、麦芽、鸡内金、甘草。

**3. 注重饮食和情志调摄**

周教授认为，药食同源，多建议患者饮食上加强营养，多食用富含优质蛋白的食物，如菌类煲汤等，也可加入枸杞子、薏苡仁、山药等；戒酒戒烟，避免食用发霉食物或腌制食品；同时加强患者的心理干预，保持心情舒畅，适当锻炼，以增强体质。

# 慢性胃炎治疗经验

慢性胃炎主要表现为胃痛、胃胀、反酸、嗳气等，可见于中医学"胃脘痛""痞满""嘈杂""吞酸""呃逆""嗳气""呕吐"等范畴。现代医学有慢性非萎缩性胃炎与慢性萎缩性胃炎之分。从中医角度看，只是处于疾病发展的不同阶段，是在基础病机上的发展。慢性胃炎是中医的优势病种，周教授治疗本病具有鲜明的岭南特色与个人特色。

## 一、病因病机

周教授认为，慢性胃炎的病因病机有三：一是饮食不节。现代生活多无规律，饮食无节制，饥饱无常，嗜食生冷或烤炙时冷时热，嗜食辛辣油腻或肥甘厚味，均易损伤脾胃而致运化失常。二是情志所伤。忧思恼怒，生活节奏快或生活压力大，思虑忧患则伤脾，久怒则气机不得疏泄而伤肝，最终影响脾胃运化。三是禀赋不足。平素脾胃虚弱，或劳倦内伤，中伤脾胃；或久病不愈，延及脾胃，脾胃虚弱，阳气不足，则胃纳呆钝，脾运失健而发为胃脘痞满、疼痛。正如《兰室秘藏·中满腹胀》中谓："或多食寒凉，及脾胃久虚之人，胃中寒则胀满，或脏寒生满病。"多种原因均可导致脾胃升降失常，最终出现诸症，而其中又以虚证为多。《素问·五运行大论》云："上者右行，下者左行，左右周天，余而复会也。"脾胃位居中焦，沟通上下，为气机升降之枢纽；脾以升为常，升方能运化水谷精微，以化生气血；胃以降为宜，胃气降，方能使清者上归于肺，浊者排出体外，脾胃升降相宜，方能维持"清阳出上窍，浊阴出下窍"的生理现象，以使脾土生血以养心，心火下降以温脾土。

新病多实，久病多虚。慢性胃炎患者往往在患病初期，因症状不明显，或尚能忍受，多失于治疗或治疗不当，来医院就诊时往往已是虚象尽显。太阴脾土健，则百病不生；土气衰败，则湿、热、瘀、痰、毒诸邪滞留，诸邪滞留反过来又伤脾害胃，上可攻击心肺，下可流于少阴、肠道。因此，脾胃居于中焦，为后天之本，亦是内伤百病之根；外感虽不直接责之于脾，然而脾为土，肺为金，肺脾为子母之脏；外邪可两感伤肺脾；母病及子，脾虚也可影响肺的功能。

总之，周教授认为：①脾胃乃百病之源，以虚为主。湿、热、瘀、痰、毒邪的内聚与滞留均与脾虚有关。②脾胃为气机升降之枢纽。升降失调，则上可出现嗳气、反酸、呕吐，中可出现腹痛、腹胀，下可出现便秘、腹泻诸症。③脏腑相关。脾胃与其他四脏相关，周教授提出三位一体理论，认为在人体"气""血""阴""阳"等多方面，脾与其他脏腑协同合作，从而维持人体功能的正常运行。

# 二、用方用药经验及诊疗特色

## （一）分型治疗

目前对慢性胃炎的分型有多种，周教授根据多年的临证经验，将慢性胃炎分为三类进行治疗，主要分为气滞型、虚寒型及湿热型。其中，气滞型又可分为肝郁气滞、脾虚湿滞气滞、气滞血瘀；湿热型可分为热重于湿、湿重于热、湿热并重；虚寒型分为脾胃虚弱、脾胃虚寒、胃阴亏虚三型。这是周教授治疗胃病的特色之一。

### 1. 气滞型

六腑以通为用，不通则痛。慢性胃炎的主要症状——痛及胀，均与气滞不通有关，因此，气滞在慢性胃炎的病机中占有一定的比例。除肝郁气滞外，痰、食、湿内停而引起气滞的也不少见。虽然其本不在气滞，然主要症状与气滞有关。

### （1）肝郁气滞

肝郁气滞主要表现为腹痛、腹胀、嗳气，嗳气及矢气后腹胀或腹痛减轻，腹痛腹胀发作与情绪有关，往往在生气后症状明显。胀痛时连及两胁；痛处部位不固定，有时为窜痛；舌淡嫩，苔薄白，脉弦。治疗以疏肝理气为法，方用柴胡疏肝散加减。少阳证明显时，有口苦口干、食欲减退时，可用小柴胡汤合四逆散加减。还有一类胃痛必须注意，该类胃痛患者多为 40 岁左右的妇女，表现为面色萎黄，纳差，时有胃痛，反复难愈，此类患者往往语言表达较多，主要病机为肝郁脾虚，可用逍遥散加减，临床用药可适当加用素馨花、合欢花、夜交藤等解郁安神；气滞入于血分者，可加八月札、凌霄花，以理气化瘀止痛。

（2）脾虚湿滞气滞

脾虚失其运化之职，水湿内停而湿阻气机，可出现气滞；临床主要表现为腹胀、腹痛，疼痛为隐痛，胀虽不甚但经久难愈；虽有腹胀但腹并无膨隆，叩之无鼓音；嗳气较少，矢气多，矢气后腹胀稍有减轻；时有肠鸣，大便稀溏，小便清长；纳差，睡眠可；舌淡嫩，苔薄白，脉细濡。治疗用四君子汤加减。益气健脾时需注意补宜缓，以防助湿生热；可适当应用化湿理气之药，如藿香、佩兰、白豆蔻、砂仁等；舌苔厚腻者，合用平胃散；舌苔水滑者，周教授喜用萆薢。此型治疗重点是健脾与化湿理气，要做到健脾不助热，化湿不伤脾。

（3）气滞血瘀

气滞血瘀的主要表现为胃痛，痛处固定不移，夜晚疼痛加重，或疼痛多于夜晚发作；病程较长，舌淡暗，苔薄白，舌底脉络曲张，脉细涩。治疗用丹参饮合四逆散加减，常加入三七、甘松，并适当加入理气止痛药，如乌药、延胡索。

**2. 湿热型**

岭南地区的患者多脾虚夹湿热，因此湿热型胃病比较常见。周教授常说，广东人特别是潮汕地区的人，体质大都是脾虚夹湿热型，看病时只要抓住这一点就能保证疗效。从慢性胃炎的病因病机来看，湿热型也是慢性胃炎的一个主要证型。

（1）脾虚湿阻化热

此型患者体质往往以脾虚为主，脾虚生湿，湿邪久蕴化热；或脾虚又久嗜肥甘厚腻之品，导致湿热内蕴。临床表现主要有胃脘部胀满不适或疼痛，口干不苦，口气重，大便黏滞不爽；舌淡嫩，苔黄腻，脉细弱。方用半夏泻心汤加减。热重者，加蒲公英，加大黄连用量；脾虚明显者，加大干姜、党参用量，且加茯苓、炒白术以健脾；大便不通者，可加虎杖清热通便；腹胀明显者，可加砂仁、紫苏梗理气。

（2）少阳经湿热

此型患者既有少阳证的表现，又有湿热证表现。上腹胀满或疼痛，有时连及两胁，口苦咽干，食欲差，睡眠差，舌淡苔黄，脉弦。治疗以和解少阳、清热利湿为法，方用小柴胡汤合三仁汤加减。如口苦明显，可加茵陈、炒栀子。此型湿热证往往明显可辨，然少阳证常易被忽视，如单纯清热利湿，往往疗效不佳。

**3. 脾胃虚寒型**

（1）脾胃虚弱

脾胃虚弱型患者主要表现为患者面色萎黄，胃脘部隐痛不适，喜温喜按，纳差，乏力，小便清，大便偏烂；舌淡暗，苔薄白，脉细弱。方用四君子汤加减，可适当加入木香、砂仁等药物，以防止呆补而滞塞，患者反增腹胀、嗳气等症，造成土壅木滞，脾虚肝郁。如患者出现心烦易怒，胸胁不适，嗳气反酸时，则应调肝，可加入香附、佛手之品。

（2）脾肾虚寒

脾肾虚寒型患者主要表现为胃脘部冷痛，食凉物或吹风时易发作，口淡不渴，平素喜食热物，饮酒时或食热性食物时胃脘得适，大便稀溏，小便清长，多伴腰痛或夜尿多。方用四合汤加减。肾虚明显者，加枸杞子、白芷、淫羊藿；寒象明显者，则加肉桂散寒；少阴表寒明显者，可合用麻黄附子细辛汤。吹风受凉，胃痛发作者，多兼有表寒，在温里时也当解表散寒，否则疗效不佳。

（3）胃阴不足

胃阴不足型患者主要表现为胃脘部隐痛不适，口干多饮，大便干结，舌红，少苔，脉细弱。治疗以沙参麦门冬汤加减。补阴时要适当加入理气药，芳香药性燥而烈,易伤阴耗气,因此用量宜少;大便干结者,可重用玄参、玉竹滋阴通便;阴虚夹瘀者,则加丹参、百合以养阴化瘀。临床中针对阴虚,重点要辨以下几个方面:①口干、口渴。阴虚者多有口干、口渴多饮的症状。②体形。肥人多湿,瘦人多火,瘦人多有阴虚之象。③大便。阴虚者大便多干。④睡眠。阴虚则火旺,往往睡眠欠佳。⑤舌象。患者多有舌红少苔之象;气阴两虚而夹湿化热者,临床也不少见,临证更需仔细辨别。方多用清暑益气汤合生脉饮加减。

### (二)用方用药经验

#### 1. 运用四君子汤经验

慢性胃炎在中医多属"胃脘痛"的范畴,治疗时虽然分型较多,然反复发作而病久者,多属脾胃虚弱。针对此类胃脘痛,周教授常以四君子汤加法半夏、砂仁、佛手、延胡索等治疗。辨证时强调注重兼夹之邪,夹湿者表现为舌苔白腻,胸腹痞满,此时多加藿香、佩兰、白豆蔻;苔腻而厚者,加石菖蒲、葛根;夹瘀轻者,加入甘松温胃止痛;病久者则加入三七化瘀止痛;兼寒者,往往表现为得温则痛减,呕吐清水痰涎,此时可与良附丸合用;夹食者则加入莱菔子、神曲、鸡内金;气滞明显者,加入枳实、紫苏梗、乌药,以理气降气。此外,周教授治疗胃脘痛时,还十分注重从体质辨证,其认为南方人往往体弱多湿,特别是处于沿海地区之人,常年外湿内侵,加之又喜食咸菜及海鲜,伤脾助湿,胃病多为脾虚夹湿,治疗多以四君子汤加减;女性患者易多愁善感,多有肝郁气滞,对于反复发作者,多兼有为脾虚气滞之证,治疗时要注意补气理气。

具体运用补脾法时,周教授用药颇为讲究,一个四君子汤运用得可谓出神入化。对瘦弱而兼阴虚者,往往用太子参、玄参,或用太子参加石斛;气虚明显者,则北黄芪、党参同用以补气,或党参合五指毛桃同用,补而不燥;脾胃虚弱而便秘者,则用生白术,并配大腹皮、枳实以降气通便。此外,用药剂量也非常讲究,中医不传之秘在于量,周教授用四君子汤,往往补气药用量较小,太子参、党参用量只有 10g 左右,周教授认为,用量过大则易助湿生热,主张小剂量温补。

总之，用四君子汤治疗慢性胃炎有三个原则：①必须是虚证，且以脾虚为主。②注重气机，常与理气药合用。③小剂量应用，强调缓补。

**2. 运用半夏泻心汤经验**

半夏泻心汤多用于脾寒胃热型慢性胃炎。用方要点是寒热错杂，此方在慢性胃炎的治疗中应用颇多，有"用好泻心汤，胃病全扫光"之说。用好泻心汤，临证必须抓住以下几点：①胃气上逆的表现，如嗳气、呕吐。②中焦痞塞不通，或胀或痛；寒热错杂，湿热结于中焦。③下有大便异常，脾气虚寒则易腹泻，胃热则易于便秘。临床中应用此方治疗慢性胃炎时，应重点把握：一是灵活加减；二是药量加减；三是合方。热轻寒重时，黄连可减量，用至3g；而干姜则可用20g，还可加用桂枝；痞胀明显者，则可加砂仁、紫苏梗、陈皮；大便黏滞不爽，可加蒲公英、虎杖；嗳气明显者，可加大腹皮、厚朴、枳实。治疗慢性胃炎，此方还可与多个方合用：①与四逆散合方，可治疗脾寒胃热，肝气不舒者；②与半夏厚朴汤合用，可治疗有咽部异物感者；③烧心明显者，可与左金丸合用；④与丁香柿蒂散合用，可治疗脾胃湿热、肝郁气滞，而胃气不降、呃逆明显者。

## （三）诊疗特色

**1. 善用温补**

"脾脉者土也，孤脏以灌四旁者也""四季脾旺不受邪"。周教授对慢性胃炎多从虚论治，"脾虚则百病丛生"。治疗上多用温补药，周教授喜用党参、白术、太子参之类，以益气健脾，药物尤喜用岭南药材五爪龙。五爪龙又名五指毛桃，《广州植物志》指出其在广东通称"五爪龙"。《中华药典》记载五指毛桃，味辛甘、性平、微温，具有益气补虚、行气解郁、壮筋活络、健脾化湿、止咳化痰等功效。五爪龙补而不燥，益气而不助热，是治疗脾气虚之佳品，周教授对其常用量为25～30g。

**2. 调理气机**

外感病无非辨出入，内伤病无非辨升降。脾胃同居中焦，为气机升降之枢。若脾胃气机不畅，则一身之气不畅。调脾胃气机，使脾升胃降如常，方可生化不息，以益后天。枳实破气散痞，化痰消积；法半夏燥湿化痰，降逆止呕，消痞散结；柿蒂降逆气，止呃逆；木香温中行气止痛，健脾消食导滞；紫苏梗解表化湿，和胃理气；佛手疏肝理气，和中止痛。以上药物分别为降气和胃、理气和胃、止痛和胃之良药，为周教授调理气机所常用。

**3. 调理心神**

《灵枢·邪客》曰："心为五脏六腑之大主，主不明则十二官危……喜怒不节则伤脏，脏伤则病起于阴也。"指出七情为内伤之因。《济生方》云："劳尽谋虑成肝劳……曲运神机成心劳……意外过思成脾劳……预事而忧成肺劳……矜持志节成肾劳。"七情所伤，可伤及精神气血；然七情虽与五脏相应，但最终仍由心主神明所统摄，即情志发于心而应于五脏。《景岳全书》也指出："脾胃之伤于内者，惟思忧忿怒最为伤心，心伤则母子相关，而化源隔绝者为甚。"故精神刺激、情志不遂、心理障碍，是脾胃病重要的致病因素。《脾胃论》指出："怒、忿、悲、思、恐、惧皆损元气。""心生凝滞，七情不安故也。""不能颐养于神。"故应"安养心神，调治脾胃"。胃的机能与人的情绪关系甚为密切，忧思恼怒，情怀不畅，肝失疏泄，气机郁滞，横逆犯胃，气血瘀滞而不行，不通则为痞为痛，气滞日久则瘀，瘀阻胃络，则痛处不移。从现代研究来看，消化系统各器官对情绪反应十分敏感，抑郁、失望、悲伤可使胃液分泌和运动减少；生气、恐惧、激动、焦虑可使胃液分泌增加，酸度增加。故心神失调，可影响脾胃功能，出现胃脘痛、痞满、嘈杂、吞酸、呃逆、嗳气、呕吐等。因此，周教授主张从心神与脾胃的相关性来辨治脾胃病。胃炎病程长，症状反复，患者易于出现焦虑或失望，出现焦虑抑郁状态相关的症状，可用调心安神和胃法治疗，常选加酸枣仁、夜交藤、合欢皮、柏子仁等调心安神之品，以安心神，解郁和胃，如此可收到事半功倍的效果。同时，要做好患者的精神护理，在心理上安慰患者，加强沟通，主动为患者排解心理压力，态度要热情，以真诚取得患者的信任，使患者树立信心。

**4. 强调日常调摄**

慢性胃炎非一朝一夕所成，故治疗上亦非一蹴而就。其病因多为饮食不节或情志失调。"病从口入"的古训，在该病的调摄中显得尤为重要。脾胃为水谷之海，胃为仓廪之官，日常饮食需要经过胃的腐熟和脾的传化，故要求患者注意生活规律及饮食习惯。又因该病虚证者居多，单纯实证者少，故对脾虚者，常嘱以莲子煲汤或用山药煲汤；而阴虚者则用麦冬或百合等煲汤。此外，还要求患者注重情志调护，从认知上解除顾虑，情绪上得到安定，主动地配合治疗，从而提高临床疗效。

# 胃癌前病变治疗经验

胃的癌前病变是指一类容易发生癌变的胃黏膜病理组织学变化，即胃黏膜的异型增生和肠上皮化生，主要伴存于慢性萎缩性胃炎。胃癌是我国最常见的恶性肿瘤之一，严重危害人类健康。胃黏膜癌肿不是由正常细胞变成癌细胞，而是一个多步骤癌变的过程，即慢性浅表性胃炎→萎缩性胃炎→肠上皮化生→异型增生→胃癌。在这期间，出现的病变称之为癌前病变。因此，临床上常把伴肠上皮化生、异型增生称之为慢性萎缩性胃炎癌前病变，或胃癌前期病变。伴中度以上的异型增生和不完全大肠型化生，则称之为真正的胃癌癌前病变。中医没有癌前病变这一病名，常将其按临床主要表现归于相关疾病进行诊治，但此病有其特殊性。现代医学认为，癌前病变只能阻止其发展，无法逆转；中医在这方面有一定的疗效，但仍待提供大量客观、严谨的病例进行证实。周教授治疗癌前病变有其独特的经验。

## 一、病因病机

慢性萎缩性胃炎与慢性非萎缩性胃炎在病因病机方面有共同之处，也有其不同之处。从现代医学来看，幽门螺杆菌感染是此病的主要病因。幽门螺杆菌感染后胃窦发炎，然后炎症逐渐扩展至全胃，主要表现为腹胀、口臭、嗳气、恶心四大症状，从中医角度分析，主要是湿热，湿热蕴于中焦，升降失调则表现为腹胀，胃气上逆则嗳气；湿热熏蒸，上逆于口则口臭；胃火引动肝火，也易出现口臭；恶心乃邪居少阳之表现。因此，萎缩性胃炎早期以湿热居于阳明、少阳为主；邪之所凑，其气必虚，脾胃虚弱是其内因，而幽门杆菌感染是其外因。

除了湿热，另一主要病因病机则是气虚血瘀。脾虚生湿，湿聚生痰，湿热阻滞气机则成瘀，湿热痰瘀留滞则又伤脾；久病则胃体失养，出现腺体萎缩、黏膜供血不良。如进一步发展，则会出现气虚，运血无权，加之痰湿互结，痰湿瘀毒结于胃体，则可出现肠化、异型增生等胃癌前病变。

因此，胃癌前病变的中医病因病机虽然只有两点，然而从证的角度来讲，又存在多个层面：气血方面，疾病不仅在气分而且进入血分；从六经来看，主要涉及太阴、阳明、少阳三经；从病理来看，有毒、湿、瘀、痰等邪；从虚实来讲，虚实夹杂、因虚至实与因实至虚均存在；从涉及的脏腑来看，涉及脾胃肝等多个脏腑。

# 二、用方用药经验及诊疗特色

## （一）分型治疗

本病可分为三型进行分别治疗。

**1. 湿热型**

湿热型处于胃癌病变早期，多为慢性萎缩性胃炎伴轻度肠化。临床现为胃脘部痞满不适，口干口苦，口臭，嗳气，纳差，小便黄，大便黏或干，舌红暗，苔黄腻，舌底脉络瘀张，脉细弦或滑；方用半夏泻心汤合薏苡附子败酱散加减。瘀象明显者，可加莪术、丹参或穿山甲、三七；热象明显者，加蒲公英、连翘。

**2. 脾虚夹瘀热**

脾虚夹瘀热型处于胃癌前病变中期，多为慢性萎缩性胃炎伴轻中度肠化、糜烂。临床表现为面色不华，胃脘部隐痛不适或腹胀，纳差，不敢多吃，伴头晕、乏力，偶有反酸、烧心，舌淡暗，苔薄黄，脉细涩。方用自拟健脾清热化瘀方，主要用药为党参、炒白术、茯苓、丹参、三七、蒲公英、木香、莪术、败酱草、浙贝母。中度肠化可加白花蛇舌草、薏苡仁；烧心明显者，可加吴茱萸、黄连；腹胀明显者，可加陈皮、炒神曲、炒稻芽、炒麦芽；气虚明显，有乏力头晕者，可加黄芪或五爪龙；久病焦虑不安者，可加合欢皮、素馨花、夜交藤。

### 3. 气阴两虚

气阴两虚型处于胃癌前病变中后期，多为慢性萎缩性胃炎伴中重度肠化，或轻中度异型增生。临床表现：面色不华，头晕乏力，口干多饮，胃脘部隐痛不适。稍食即腹胀，烧心，无反酸，舌淡少苔或为镜面舌，脉细弱。此时治疗以益气养阴化瘀为法，强调酸甘化阴。方用四君子汤合参麦饮合丹参饮，加乌梅酸甘化阴，炒山楂化瘀消食养阴；石斛、麦冬养胃阴；加山药、莲子、炒扁豆等健脾益气而不伤阴。疾病在此阶段，胃癌前病变虽是气阴两虚，然多夹湿夹瘀。因此，在益气养阴时，需加薏苡仁、苍术健脾化湿。

## （二）用方用药经验及诊疗特色

### 1. 分阶段治疗

从前面的病机分析及分型治疗可以看出，周教授治疗胃癌前病变的特色就是分期分阶段治疗。因萎缩性胃炎早期以实为主，中期虚实夹杂，后期气阴两虚。因此，不同阶段病机不同，病机不同则用方用药不同。治疗初期强调清热化湿，活血化瘀；中期则健脾化瘀；后期则益气养阴，化湿化瘀；湿、痰、瘀毒虽贯穿整个病程，但不同阶段的治疗重点又不尽相同。

### 2. 强调清热解毒

幽门螺杆菌是胃癌前病变的主要病因之一，目前的研究显示，根除幽门螺杆菌可阻止胃癌前病变进一步发展。现代医学在幽门螺杆菌与胃癌前病变关系上，存在几个问题：一是耐药及药物不耐受问题。由于抗生素的滥用，导致幽门螺杆菌根除率降低；另外，由于药物过敏及不耐受，导致无法用西药进行根除；这些都要求我们发挥中医药优势，用中药进行治疗。二是长期应用多种抗生素，改变人体的内环镜，对人体的影响问题。从这两个方面看，中医药抗幽门螺杆菌还有很长的路要走。就像乙肝病毒感染肝脏一样，幽门螺杆菌主要感染胃窦，虽然从中医的角度，我们可以将其归于热毒或湿热，然而从病性及病位上分析，中医又有其特殊性。胃窦属阳明经，阳明经为多气多血之脏，以实火为主，而从幽门螺杆菌感染的表现来看，主要为湿热，单纯的阳明经湿热较为少见，主要是伤及太阴。因此，从病位分析，幽门螺杆菌病位为脾胃，涉及肝、肠；从病性分析，湿热之邪早期应以热毒为主，因湿热之邪伤胃，易出现糜烂、红肿，此时实为内痈，治疗以蒲公英最为合适，蒲公英清热解毒，排脓消痈，也可加用连翘、黄连等清热燥湿。然中医之优势不在于除菌，而在于整体治疗，仍应以辨证为主，适当结合现代医学成果，以期提高临床疗效。

**3. 攻补兼施，以补为主**

胃癌前病变多为寒热错杂、虚实夹杂，攻补兼施是首要的治疗原则。周教授强调要以补为主，这与其重视温补的学术思想有关。肺为金，脾为土，土生金，肺脾为子母之脏；肺主皮毛，脾主肌肉；胃黏膜及肌层由肺、脾所主，温补脾肺可使胃黏膜损伤得以恢复。临床用大剂量的黄芪、党参等健脾益肺补气，疗效较佳。主要注意的是，补要通补、要缓补；补气不忘行气，健胃不忘降胃气，健脾不忘升脾气。为防止急补生热，周教授尤喜用五爪龙，认为此物补气不助热，是南方体虚之人的补益佳品；有时考虑五爪龙补益力量稍弱，周教授往往将黄芪与五爪龙并用。胃癌前病变早期和中期是补脾气、补肺气，后期是补气阴。补气阴时，单纯补阴易生呆滞，一方面要加砂仁、木香理气；另一方面，要采取酸甘益阴法，用乌梅、五味子酸甘化阴补阴。另外，善补阴者，必于阳中求阴，可适当于补阴药中加入淫羊藿。

**4. 强调微观辨证**

通过胃镜图像进行微观辨证，是中医辨证信息采集方法的发展；无论是分期治疗还是对疾病预后，监测内镜均有非常大的优势。我们必须充分利用这些成果，促进中医疗效的提高。内镜下黏膜苍白，多为气血亏虚；从内镜微观角度来看，黏膜腺体萎缩，黏膜层变薄，是气血不足、肌体失养的征象；如内镜看到有糜烂、充血，则多兼有湿热；如果黏膜粗糙，呈颗粒样增生，多为痰瘀内阻；如果放大内镜示腺管增生，有亮蓝嵴，多为痰湿内盛；如腺管缺失，有微血管异常，多为瘀毒内聚。

### 5. 注重舌象

舌象在萎缩性胃炎辨证中的作用不容小觑。周教授非常重视舌象：舌象紫暗，多为有瘀之象；舌体瘦小而淡，为气血亏虚之象；舌淡暗，舌面光洁如镜，多为气阴亏虚之象；舌体两边暗，多为气滞之象；舌底脉络曲张、青紫，为瘀血之象，如分叉严重则有可能恶变。通过舌象可以预测癌前病变的发展及预后。

### 6. 注重饮食情志调摄

胃病是三分治七分养，饮食调摄非常重要。胃癌前病变者应多食清淡、易消化食品；少食产气食品，如豆制品、橘子、橙子；少吃辛辣、油腻及刺激性食物；少吃坚果。气阴两虚者，可用西洋参、石斛煲汤，每周 1～2 次；脾虚夹瘀者，则可用五爪龙、丹参煲瘦肉汤；以湿热为主者，则可用蒲公英、金银花代茶饮。胃癌前病变患者多有焦虑及抑郁等症状，患者久治不愈，有的对此病认识不足，担心癌变，易心生焦虑，此时要注意与患者沟通，使其调畅情志，以免气滞化火或成瘀，从而加重病情。

# 功能性消化不良治疗经验

功能性消化不良是临床上一个很常见的症候群，是目前脾胃科临床的常见病、多发病及疑难病，且随着现代人们生活节奏快、压力大等情况，此病发病率逐渐提高。本病临床表现以持续性或反复发作性的上腹部不适，并伴有餐后饱胀感、嗳气、早饱、恶心呕吐、烧心、胸骨后疼痛、反胃为主。西医学认为，本病的病因主要与胃肠运动障碍、内脏感觉敏感性的提高、胃肠激素的改变、精神社会心理因素及 HP 感染等相关，具有发病率高，停药后易复发等特点。

# 一、病因病机

根据临床主要表现,功能性消化不良主要归于"痞满"进行论治。痞满一证形成原因,各家看法不尽相同。《素问·太阴阳明论》认为与饮食不节、起居不时和寒气为患有关,所谓:"食饮不节,起居不时者,阴受之,阴受之则入五脏……入五脏则满闭塞。"《伤寒论》对痞证的认识较为系统,有寒热错杂于中焦的泻心汤证,亦有用于虚痞的厚朴干姜甘草人参汤证,及外邪入里结于胸腹的栀子厚朴汤证,还有实热入于阳明的调胃承气汤证。然痞证究其病因,不外乎"不通"二字,不通之因,则有气滞、寒阻、湿阻、食积、饮停、痰结等之分,具体而言,六种病因又有其形成的具体机制。如气滞而痞满,具体而言,有肝气犯胃、胃气不降,发为痞满者;亦有脾虚湿困、湿阻气机而气滞者;寒阻者则以虚寒者居多,亦即平时所说的"虚痞",此类痞满乃脾胃虚寒运化失职,终至中焦气机痞塞不通而成痞满;再如湿阻,有外寒内湿的藿香正气散证,也有湿热蕴阻中焦的三仁汤证,还有湿热客于少阳的柴平汤证。另外,寒热错杂的半夏泻心汤证,实为脾虚夹湿热(也是湿阻成痞)的例子。周教授认为,临床中痞证以虚痞或虚实夹杂者为多,究其原因,实痞经服药往往短时间内可愈;而反复难愈者,多以脾虚气滞夹湿者为多。总之,脾胃虚弱、肝脾不调是本病发病的关键。本病病变在胃,与肝脾两脏关系密切。周教授认为,本病以虚实夹杂为多见,即以脾胃虚弱为本,常常夹杂寒热、痰湿、气滞、血瘀、食滞。素体禀赋不足或久病导致脾胃虚损,则外感六邪及食积乘机侵袭或留滞中焦,继而发病。

# 二、用方用药经验及诊疗特色

## (一)分型、分期治疗

### 1. 分型治疗

(1)湿热痞

湿热痞临床表现为胃脘胀满不适,餐后明显,口干口苦,口气重,大便黏滞不爽，小便黄赤，患者往往体质壮实，面多油腻，舌红，苔黄腻，脉弦滑。方用半夏泻心汤加减。如兼气滞者，可与四逆散合用；大便排出不畅者，可加用虎杖；嗳气明显者，可加紫苏梗、莱菔子；口苦口干明显者，可加蒲公英、茵陈；中焦湿热夹食者，可用中满分消丸或大补脾丸加减。

（2）痰气痞

痰气痞主要表现为胸脘部堵闷不适，嗳气不畅感，但嗳气后脘腹舒适，偶有咽部堵闷感，心烦易怒，偶有腹痛，但腹痛部位不固定；胃纳可，二便调。舌淡嫩，苔白略腻，脉弦。方用半夏厚朴汤合四逆散及香苏散加减，痰多可加浙贝母。

（3）虚寒痞

虚寒痞患者表现为胃脘胀闷不适，餐后明显，纳差，伴嗳气无反酸，喜热食，胃脘部怕冷或怕风，舌淡嫩，苔薄白，脉细或细弱。此型用厚朴干姜人参汤加减。如肾虚明显，伴腰痛、夜尿频者，可与麻黄附子细辛汤合四逆汤加减；寒湿明显者，可用平胃散加白豆蔻、砂仁。

（4）气痞

气痞临床表现为胃脘部攻窜胀满，嗳气或矢气频频，矢气或嗳气后得舒，腹部鼓胀或膨大，叩之呈鼓音，平素喜怒，舌淡苔，薄白，脉弦。方用柴胡疏肝散合五香散合厚朴三物汤加减。对脾虚夹湿气滞者，也可先治其标，理气消胀为先，待患者有一定信心后，改为治本，健脾化湿为法。

根据对功能性消化不良病因及病机的认识，周教授将功能性消化不良主要分早中晚三期进行论治。

**2. 分期治疗**

（1）早期

"邪之所凑，其气必虚"，在疾病早期，患者禀赋不足，感受外邪，或食积侵袭中焦，脾气失运，胃气上逆，容易出现胃脘胀闷不适、嗳气、恶心呕吐，或胃脘部疼痛等不适。此时患者虽禀赋不足，但形体尚壮实，应以祛邪为主，主要运用醒脾燥湿、消食导滞、清热利湿、降逆和胃等治法，并适量加用健脾药物，以防祛邪太过。方用陈夏六君子汤加减。夹湿则加用藿香、佩兰、苍术之品温化寒湿；夹热则加用蒲公英、黄连苦寒泄热；食滞则加用鸡内金、稻芽、麦芽等消食导滞。

（2）中期

本病发展至中期，体内寒、湿、热、血瘀等邪气留滞经络，气血运行不畅，正气受损，导致脾阳不振。正如李东垣所言，脾胃乃"阴阳气血之根蒂"。叶天士说："纳食主胃，运化主脾。"脾胃失运是疾病发生的根源。因此，周教授认为，在治疗中应先顾护脾胃，常以四君子汤益气健脾为基础方。夹寒者，加干姜、高良姜温阳止痛；夹湿者，加薏苡仁、藿香、佩兰化湿；夹热者，加蒲公英、黄连清热；夹瘀者，加丹参、田七活血化瘀；气滞者，加用柴胡、郁金、佛手疏肝理气。

脾主运化，主要体现在运化水谷精微及运化水湿津液两个方面，如《素问·金匮真言论》中有云："清气在下，则生飧泄，浊气在上，则生䐜胀。"脾胃居于中焦，乃全身气机升降之枢纽，故脾胃以调运为贵。周教授教授认为，在健脾的基础上，应同时配伍调和脾胃升降的药物以运脾，以达到脾主运化水谷精微和运化水湿津液之功效。例如，在四君子汤的基础方上，配伍紫苏梗、柿蒂、陈皮、木香，以行气宽中，促进脾胃运化功能的恢复。

另外，临床上多见因焦虑、抑郁、心烦易怒、失眠、紧张等神经功能失调症状导致的功能性消化不良，结合周教授积累的多年临证经验，创立了"心胃相关"理论。他认为治疗本病应从养心安神和胃论治，加用夜交藤、合欢皮、合欢花、素馨花、龙眼肉等药物，并配合心理疏导，往往可达到事半功倍之效。

（3）后期

《素问·玉机真脏论》云："五脏者，皆禀气于胃。胃者，五脏之本也。"脾胃损伤，脾阳不振，胃阴耗损，甚者损及肾，可出现五更泄泻、脘腹隐痛、畏寒、腰膝酸软等症状。治疗当以扶正固本为主。周教授在临床中常常运用温补脾肾、滋养胃阴之法。健脾益肾可选用白术、补骨脂、桂枝、干姜等；补益胃阴可用太子参、麦冬、石斛、天花粉等药物，且如《景岳全书》中所言："善补阴者，必于阳中求阴。"在养阴益胃时，稍佐黄芪等甘温之品，以期阳生阴长。

## （二）辨证要点及经验

首先，要辨虚实，早中期虚证主要是脾虚，当辨气虚、阳虚；中晚期则主要是脾肾虚，当辨阳虚、阴虚。实证则重点辨寒热、痰湿、气滞、血瘀、食积。本病出现虚实夹杂之证，在祛邪时应注意顾护脾胃，兼以扶正，以防伤正。

其次，根据"心胃相关"理论，在诊疗过程中，对患者要注意心理疏导，并加用合欢花、郁金、夜交藤等，以疏肝解郁安神。

最后，从"三位一体"辨证思想，辨证、辨病、辨质相结合的临床思维模式来看，功能性消化不良的患者往往存在脾虚，在临床诊疗中应时时不忘健脾护胃，并根据病情加减用药。偏阳虚者，多加用桂枝、干姜健脾温阳；或偏阴虚者，多加用石斛、麦冬养阴护胃。

## （三）诊疗特色

### 1. 久治不愈莫忘瘀，补气化瘀胀立除

临床中有些痞满患者，往往多种方法用尽，而疗效不佳，周教授认为，此时切不可忘记瘀血这一病因，或问："瘀血多积于血脉，如何致痞？"盖血不利则为水，瘀血阻滞于胃，可致水湿内停，影响气机而为痞，此时可用化瘀利水之剂。胃痞兼瘀者，多因气虚血运不畅引起，治疗宜补气行气；化瘀可用黄芪、莪术或丹参，以行气化瘀。

### 2. 湿热错杂兼溃疡，半夏泻心功效良

半夏泻心汤为治痞名方，然要把握其用方指征实为不易。中焦湿热成痞，临床有半夏泻心汤、三仁汤、藿朴夏苓汤可选用治疗，那什么时候用半夏泻心汤，什么时候用三仁汤或藿朴夏苓汤呢？周教授认为，半夏泻心汤用于脾虚而兼湿热者适宜，因为半夏泻心汤有党参健脾，具体用方指征为：舌淡嫩，体胖而苔黄腻，口干口苦，易得口腔溃疡或腹泻。

用此方颇有讲究，脾虚明显者，可用干姜，减少黄连用量，或去黄连，加

用茯苓、白术以健脾；湿热之象明显者，则加大黄连用量，且可加土茯苓、蒲公英、茵陈等清热化湿；兼反酸者，则可加用海螵蛸；湿邪为重者，则加用藿香、石菖蒲祛湿；兼肝气不舒，而胀及两胁或后背者，加郁金、佛手理气疏肝；兼便秘者，则加生白术、枳实。

三仁汤用于湿热蕴结于中焦，胸腹部痞满不适，舌红，苔黄腻者。患者多有大便黏滞不爽，或小便不利，色黄，有灼热感。藿朴夏苓汤所治之痞，主要用于湿热夹食，而以湿为主者，对纳差而兼食滞者，可加用神曲、炒麦芽、焦山楂及炒稻芽。

### 3. 理气消胀虽为标，标本兼顾疗效好

胃痞虽以虚痞为多，然痞胀不适攻撑作痛者，当"急则治其标"，理气消胀而治标，不失为一良策。一方面，可以减少患者的痛苦，同时也可以增加患者治疗的信心。也可以标本兼顾，早期胀满明显时，以消胀为主，后期则可以健脾补气为主。总之，或治标为先，或标本兼顾，当视情况灵活应用。脾虚气滞，夹湿胃痞者，临床多以四君子汤为基础方，其中用太子参，乃防过于温补；用紫苏梗、砂仁、乌药、陈皮等理气消胀；嗳气明显者，加用丁香、柿蒂降逆胃气。

治标时可单用紫苏梗、砂仁、乌药、陈皮、檀香、木香、大腹皮、沉香、神曲、山楂、鸡内金、延胡索等理气消胀，然后以四君子汤加用理气药。善用理气药是周教授治疗脾胃病的一大特色，且多用对药，如以乌药、延胡索行气止痛；郁金、佛手疏肝和胃理气；丁香、柿蒂降气止呃；木香、砂仁理气化湿和胃；紫苏梗、郁金理气消胀；厚朴、枳实降气消胀；白豆蔻、草果芳香化湿，理气消胀；湿重者，加用化湿三药——藿香、佩兰、白豆蔻；苔白腻而厚者，则加藿香、佩兰、石菖蒲。

### 4. 心神不宁兼气滞，安神和胃为正治

有一类胃痞患者，伴有较多精神症状，如多伴失眠、多梦、焦虑、心烦易怒。周教授认为，心胃相关，心为五脏六腑之大主，情志虽主要与肝有关，然五志乃五脏所化，实际上与五脏均有关。其中，心主神志这一功能，在人体情志的调控中作用最大。心神不宁，可影响脾胃功能的发挥，出现脾胃升降失

调，中焦痞塞不通，则发为胃痞。治疗宜以安神和胃为大法，当重用安神之剂，可用酸枣仁、夜交藤、合欢皮、素馨花等安神解郁，少佐理气之品，往往可收意想不到的效果。

# 上消化道出血治疗经验

上消化道出血是指是指屈氏韧带以上的消化道，包括食管、胃、十二指肠、空肠上段、胰腺、胆道以及胃、空肠吻合术后的上段空肠等部位的病变引起的出血，是临床上常见病，其发病急、变化快，必须及时诊治。临床上以呕血、黑便为主要表现。

## 一、病因病机

上消化道出血属中医血证中的"吐血""便血"等范畴。血由胃来，随呕吐而出，甚至倾盆盈碗，血色红或紫暗，常常夹有食物残渣，称为"吐血"，亦称为"呕血"。如《丹溪心法·吐血》说："呕吐血出于胃也。"便血是胃之血自肛门而出，便色黑如柏油状即黑便。上消化道出血的病因有感受邪气、饮食不节、情志过极、劳倦过度、病后诱发及药物所伤等六种因素，其病理因素主要与火、虚、瘀有关。热主要为胃火、血热、湿热、肝火犯胃、阴虚内热；虚主要是脾气虚，摄血无权，或脾胃虚寒，胃阴不足；瘀主要是气滞血瘀，瘀热阻络。周教授认为，上消化道出血的病因主要是"热"和"虚"。热者包括胃热和肝火热盛伤津，炼液成瘀，迫血妄行而离经；虚者包括脾虚和气虚，脾失统血，气虚血瘀血不循经而外溢。

## 二、用方用药经验及诊疗特色

### （一）分型论治

根据对上消化道出血病因及病机的认识，周教授将上消化道出血主要分为热证和虚证及虚实夹杂三大类进行论治。

**1. 热证类**

（1）胃热壅盛

胃热壅盛型常常表现为胃脘胀闷作痛，并有灼热感，时有烦躁，头晕目眩，吐血色红，便血色紫暗或紫黑，常夹有食物残渣，口臭口干，喜冷饮，大便不畅，舌红，苔黄，脉滑数。治宜清泄胃热，凉血止血，方拟清胃散合泻心汤加减，药用升麻、当归、生地黄、牡丹皮、黄连、生石膏、黄芩、大黄等。

（2）肝火犯胃

肝火犯胃型常常表现为脘胁胀痛，口苦而干，心烦易怒，吐血色红或紫暗，便血色紫暗或黑色，失眠多梦，舌质红，苔薄黄，脉弦数。治宜平肝和胃，凉血止血，方拟龙胆泻肝汤加减，药用龙胆草、山栀子、黄芩、柴胡、生地黄、当归、泽泻、木通、甘草、夏枯草等。

**2. 虚证**

（1）脾虚不摄

脾虚不摄型往往表现为腹部隐痛，痛时喜温喜按，怯寒肢冷，面色不华，神倦懒言，呕血色暗红，便血紫暗或黑，大便溏薄，舌质淡或舌胖，边有齿痕，苔薄白，脉细缓无力。治宜温补脾胃，和中止血为法，方拟黄土汤加减，药用阿胶、黄芩、熟地黄、白术、甘草、茯苓、党参等。

（2）气虚血脱

气虚血脱型多表现为吐血量大，大便黑甚至紫红，伴有冷汗淋漓，四肢厥冷，神志恍惚或昏迷，脉细数无力或微细欲绝。治宜健脾补气，补血止血，方拟归脾汤加减，药用西洋参、白术、当归、黄芪、甘草、茯苓、远志、五味子、大枣等。

### 3. 虚实夹杂

虚实夹杂主要表现为脾虚湿阻化热。此型主要表现为大便黑，胃脘部隐痛，面色萎黄或苍白，疲倦乏力，纳差，少气懒言，口干或苦，舌淡，苔黄腻，脉细或滑。治宜健脾祛湿，清热止血，以半夏泻心汤加减，药用法半夏、黄芩、黄连、党参、白术、茯苓、甘草、蒲公英、芦根、白及、浙贝母、鱼古、田七末。

### （二）辨证用药经验及诊疗特色

周教授经过多年的研究及临床实践，认为上消化道出血，出血期应以止血为先，此时以热证为主，宜凉血止血；部分患者素体热盛，但由于气随血脱，就诊时已出现阳脱及气脱之象，又当以温阳或益气回脱为急，同时予以止血。后期则主要治本，虚者补虚，实者泻实。需要强调的是，止血后切忌马上温补，否则易出现再次出血。很多患者止血后即饮鸡汤、人参汤等温补之品，又出现再次出血即是明证。

# 消化性溃疡治疗经验

消化性溃疡是临床常见的消化系统疾患，中医多将其归于"胃脘痛""痞满"等范畴进行治疗。自质子泵抑制剂问世以来，其疗效大为提高，但目前的西药治疗仍存在溃疡愈合质量及易复发等问题，而中西医结合治疗却可改善溃疡愈合质量，降低溃疡的复发率。中医药在消化性溃疡的治疗中仍具有一定的作用。

## 一、病因病机

消化性溃疡包括十二指肠球部溃疡和胃溃疡，属中医的"胃脘痛""心下痞""吞酸""吐血""便血"等范畴。《素问·举痛论》指出："寒气客于肠胃，厥逆上出，故痛而呕也。""饮食自倍，肠胃乃伤。"《杂病源流犀烛·胃病源流》说："胃痛，邪干胃脘病也……惟肝气相乘为尤甚，以木性暴，且正克也。"宋代陈言《三因极一病证方论·九痛叙论》载："夫心痛者……以其痛在中脘，故总而言之曰心痛，其实非心痛也……若十二经络外感六淫，则其气闭塞，郁于中焦，气与邪争，发为疼痛，属外所因；若五脏内动，泊以七情，则其气痞结聚于中脘，气与血搏，发为疼痛，属内所因；饮食劳逸，触忤非类，使脏气不平，痞隔于中，食饮遁疰，变乱肠胃，发为疼痛，属不内外因。"明代张景岳《景岳全书》论述胃病病因："惟食滞、寒滞、气滞者最多，其有因虫、因火、因痰、因血者皆能作痛，大都暴痛者多有前三证，渐痛者多有后四证。"从以上看消化性溃疡的病因，不外乎外伤六淫、内伤七情以及饮食劳倦。周教授认为，此病主要病机有二：一是脾胃虚弱，气血生化乏源。脾主肌肉，胃黏膜失养，外则肉腐血烂而成溃疡。二是湿热内蕴，久则肉腐肌烂而成溃疡。湿热内蕴往往是脾虚之后的病理产物。因此，脾胃虚弱、气血生化乏源是关键，此病病位在胃，与脾、肝、肠有关。瘀血、食滞、痰饮、湿热是其主要病理产物。周教授认为，消化性溃疡的中医病机特点为：脾虚为本，瘀热为标。"四季脾旺不受邪""脾主肌肉"，溃疡是内疡，亦是肌肉的损害，故其病机的根本是脾虚。现代医学研究表明，消化性溃疡病患者免疫功能低下，与中医认为溃疡的病机根本是脾虚具有某种一致性。从微观的角度看，溃疡病急性期内镜下有红肿等表现，而病理组织学检查常提示有大量炎性细胞浸润，这些是有热和瘀的依据。

## 二、用方用药经验及诊疗特色

### （一）分型治疗

#### 1. 脾胃虚寒

脾胃虚寒型患者主要表现为上腹部隐痛不适，乏力，饥饿痛明显，食后疼痛可减轻，多有夜间痛，舌淡，苔薄白，脉细弱。疼痛的性质为空痛、隐痛及饥饿痛，疼痛喜按喜温。十二指肠球部溃疡多属此类。治疗以健脾和胃为法，方用黄芪建中汤加减。反酸明显者，加用海螵蛸、瓦楞子；嗳气明显者，加丁香、柿蒂；烧心明显者，合左金丸；气虚明显者，可加党参；有阳虚症状者，则加良附丸；久痛不愈而有血瘀者，加三七、丹参。

### 2. 脾胃湿热

脾胃湿热型患者多表现为腹胀、腹痛并存。餐前腹痛，餐后腹胀，口气重，口干口苦，嗳气反酸，舌红，苔黄腻，脉弦滑。疼痛的性质为胀痛，按之不适，胃溃疡多属于此类。治疗以半夏泻心汤加减。湿热重、口气重明显者，多为幽门杆菌感染，可加蒲公英、白花蛇舌草、连翘，以清热解毒化湿；大便黏滞不爽者，可加虎杖清热利湿通便。

### 3. 阴虚血瘀

阴虚血瘀型患者多表现为胃脘部隐痛不适，晚上明显，疼痛反复难愈，口干多饮，痛处固定，多为溃疡愈合期或疤痕期。治疗宜养阴化瘀，方用周教授自拟的百合丹参汤加减。阴虚明显者，加沙参、玉竹；血瘀明显者，加三七、甘松。

### 4. 肝郁气滞

肝郁气滞型患者表现为腹部胀痛，痛处不定，嗳气及矢气后腹痛减轻，多伴嗳气反酸，疼痛发作与情绪相关，往往是心情不佳或与人吵架后疼痛明显。治疗以疏肝理气为法，方用柴胡疏肝散合丹参饮加减。

### 5. 脾虚瘀热

脾虚瘀热型患者时痛时胀，反复不愈，纳差，舌淡嫩苔，黄腻脉，细涩。周教授通过多年的观察，认为广东人以脾虚夹湿体质为主，而溃疡则以脾虚为主、瘀热为标，治疗以自拟健脾清热化瘀方加减，该方是在四君子汤的基础上，加丹参、三七以活血化瘀，加蒲公英、连翘以清热，加乌药、佛手、延胡索理气止痛。

### （二）临证用方用药经验及特色

**1. 血因热动，宜凉血止血**

周教授认为，消化性溃疡急性期出现呕血、便血时，治疗以治标为要，宜凉血止血。消化性溃疡出血虽有"脾不统血"之说，但其病机仍以血热为主，或因脾虚湿聚蕴热，湿热瘀互结，导致络破血溢而出血；或因气郁化火而导致血热妄动而出血。此时，当以治标为要，宜清热和胃，凉血止血，且不可因出血不久，出现气血亏损之象，而妄加补益，导致再次出血。待血止热清，再行补益以治本。在清热的同时，止血药常喜用白及、藕节炭、生地黄、紫珠草等凉血止血之品，适当加用田三七、云南白药等化瘀止血。

**2. 脾虚为本，瘀热为标**

周教授认为，消化性溃疡的病机特点为脾虚为本，瘀热为标。"四季脾旺不受邪""脾主肌肉"，溃疡是内疡，亦是肌肉的损害，故其病机根本为脾虚。对溃疡病的治疗，周教授主张健脾清热化瘀，自组健脾清热化瘀方治疗溃疡病，疗效显著，且在改善溃疡愈合质量及抗溃疡复发方面，经实验证明均优于对照组雷尼替丁。治疗上，常用太子参、怀山药、五爪龙、茯苓等健脾，田七、丹参、延胡索、川芎、郁金等化瘀，蒲公英、黄连、夏枯草等清热。

**3. 温通为补，注重气机**

脾胃同居于中焦，为气机升降之枢纽。脾主升，胃主降，脾胃升降正常，则气机调达，脾胃功能方能正常。胃属腑，六腑又以通降为用，胃腑不通则为痛，故消化性溃疡多有胃脘痛的表现，治疗消化性溃疡必须强调通降，注重气机调畅，使脾升胃降气机调达。其中通降以温通为贵，温法既可使气机通达，又有补虚之用，但忌用辛温大热之品，以防动血。临床用药时常加入枳实、柿蒂降气，佛手、木香、乌药等温通理气，延胡索、救必应等理气止痛。

**4. 隐痛不愈，阴虚血瘀**

溃疡后期，很多患者虽胃肠镜显示溃疡已处于愈合期或疤痕期，但仍觉胃脘部隐痛不适，周教授认为，溃疡病后期多为阴虚血瘀，阴虚不荣则痛，主要表现为隐痛，其阴虚多为早期瘀热，迁延不愈伤阴所致，此类患者多有口干多饮、大便秘结等胃阴不足之象。对此类患者，周教授多从养阴化瘀止痛着手，以丹参饮化裁治疗，常以百合代替檀香以滋养胃阴，百合又可起安神和胃之功。

# 幽门螺杆菌治疗经验

幽门螺杆菌（Helicobacter pylori）是一种螺旋形、微厌氧、对生长条件要求十分苛刻的革兰阴性杆菌，其寄生在胃黏膜组织中，是目前所知唯一能够在人胃中生存的微生物种类，在世界范围内的感染率高达50%，我国感染率为30%~60%。幽门螺杆菌感染在中医并没有相对应的病名，因其可引起多种消化道症状，如上腹部疼痛、痞满、反酸、烧心、口苦、口臭、嗳气、呃逆、食欲减退等，属于中医学"胃痛""痞满""吐酸"等范畴。关于胃痛的论述，最早见于《黄帝内经》，并且在《素问·六元正纪大论》中提到："木郁之发，民病胃脘当心而痛，上支两胁，膈咽不通，食饮不下。"指出了胃痛可表现为当心而痛，连及两胁，食欲减退，与幽门螺杆菌感染的临床表现相符合。幽门螺杆菌感染并非有特征性的症状，也有一部分表现为痞满而非胃痛，甚者无明显感觉。有关痞满的论述很多，如《兰室秘藏·中满腹胀》中说"或多食寒凉及脾胃久虚之人，胃中寒则胀满，或脏寒生满病"，指出了寒凉伤中脏而致病，结合感染的病因，未经加热的"寒凉食物"易生"菌"邪，再加脾胃久虚之人，抗邪能力较弱，即胃黏膜的防御系统不能抵抗幽门螺杆菌的定植，内外因相结合，影响脾胃中焦升降枢纽的功能，胃气不通，故致痛。"吐酸"一词，出自于《素问·至真要大论》中"诸呕吐酸，暴注下迫，皆属于热"，其认为吐酸的病机是"少阳之胜，热客于胃，烦心心痛，目赤欲呕，呕酸善饥"。"皆属于热""热客于胃"提示大多数吐酸患者为胃中有热，蒸腾胃液上逆，临床观察到的幽门螺杆菌患者，胃中有热者不在少数。

## 一、病因病机

周教授认为，幽门螺杆菌感染相关疾病其病机关键为外邪入侵，导致脾胃功能失常，脾失健运，湿邪内蕴化热，最终形成湿阻、热郁、气滞等病理变化，而脾胃虚弱则是幽门螺杆菌感染的病理基础。周教授认为，本病早期由于邪气侵袭，以邪实为主，常见证候为肝胃不和，久之邪气深入，正气损伤，脾虚运化失职，湿邪中阻，多见脾虚湿盛，湿邪郁久化热，湿热互结，导致脾胃湿热，后期久病入络，形成湿、热、瘀互阻，虚实夹杂，致病情缠绵难愈。外感幽门螺杆菌之邪，或兼有先天禀赋不足、饮食不节、劳逸过度、情志失调等，诸多致病因素作用于脾胃，产生不同特点的病证和证候类型。脾胃受损，纳运失常，升降失司，其病机为胃失和降，久则湿热、痰浊、瘀血内阻，气机升降失常。本病的病位在胃，与脾、肝、胆密切相关。胃为阳土，主受纳腐熟，喜润恶燥，以通降为顺；脾为阴土，主运化，喜燥恶湿，喜升而恶降，喜温而恶寒；外感幽门螺杆菌之邪侵袭机体，导致胃失和降、脾失健运、肝失疏泄等多脏腑功能失常，滋生诸病，最终导致本病的发生。

本病证候可分为脾胃湿热、脾胃虚寒、寒热错杂三种，病变脏腑主要为脾、胃，病机关键是胃气不和、里气先虚、外邪入侵、虚实夹杂，治疗原则以健脾利湿、疏肝和胃为主，不宜过于清利，重在恢复中焦脾胃的运化、受纳和升降功能。

## 二、用方用药经验及诊疗特色

### （一）分型治疗

周教授从事临床工作数十年，治疗幽门螺杆菌感染具有丰富的临床经验。周教授认为，幽门螺杆菌感染的病位在胃，主要与脾、肝、胆等脏腑相关。此病发病之初主要表现为肝胃郁热及脾胃湿热的症状，日久则有脾胃气血虚弱的临床表现。临床常见的证型多属虚实夹杂，不同患者在不同时期的治疗侧重点均不同。周教授根据患者的病情，以中医辨证理论为指导思想，灵活处方用药，不拘泥于单纯的某方某药治疗某病的思路，也不以现代的药理研究代替中医的辨证论治。周教授在治疗幽门螺杆菌相关性疾病的立法处方上，善于调畅人体的气机，使中焦气机畅达，升降有序，脏腑阴阳气血平衡，使机体达到"阴平阳秘"的状态。在用药治疗的同时，还倡导未病先防，通过情志调节及饮食调护，从而预防幽门螺杆菌相关性慢性胃炎的发病。根据对幽门螺杆菌感染病因及病机的认识，周教授将本病主要分为三型进行论治。

**1. 脾胃湿热**

脾胃湿热型患者表现为胃脘部灼热，上腹部痞满，呕吐酸水，口苦口臭，恶心，大便质黏，舌红，苔黄腻，脉滑数。治疗以清热化湿，和中醒脾为主，连朴饮合左金丸加减，主要用药为厚朴、黄连、石菖蒲、法半夏、淡豆豉、栀子、芦根、吴茱萸。

**2. 脾胃虚寒**

脾胃虚寒型患者表现为胃脘部隐痛，喜温喜按，受凉或劳累后易发作，伴有神疲乏力，纳呆食少，大便稀溏，舌淡，苔白有齿痕，脉细弱，治以益气健脾，和胃安中为法，用香砂六君子汤加减，主要用药为木香、砂仁、陈皮、法半夏、党参、白术、茯苓、炙甘草。

**3. 寒热错杂**

寒热错杂型患者表现为胃脘部不适、喜温、泛酸、嗳气，口干口苦，纳呆，大便溏，舌红，苔黄腻，脉弦滑，治以辛开苦降，和胃消痞，宜半夏泻心汤加减，药用法半夏、黄芩、黄连、干姜、炙甘草、党参、大枣等。

## （二）用方用药经验及诊疗特色

**1. 调节气机升降，有序贯穿始终**

周教授非常认同叶天士所云"脾宜升则健，胃宜降则和"，使脾胃气机升降有序地运行，是全身气机正常运行的根本。脾运化升清功能正常，才能使气血上输心肺，胃受纳降浊无碍，气血才能下达肝肾。二者气机的有序协调，才能使"清阳出上窍，浊阴归六腑"。胃为水谷之海，以通为用，以降为顺，胃气降则气机生化有源，胃气逆则气机壅滞成病。幽门螺杆菌之邪气犯胃，胃失和降，影响脾气的运行。脾胃气机之升降失调，水湿不运，反过来又会影响脾之运化功能。肝气的运行与脾胃气机的升降有着密切联系，因为肝和脾胃在经络上存在联系，五行上存在生克制化的关系，故周教授把调节气机升降有序贯穿于脾胃疾病治疗的始终，升脾气，降胃气，调肝气，从而维持全身气机的阴阳气机平衡。幽门螺杆菌相关性慢性胃炎初期表现为肝胃不和、肝脾不调及胆胃郁热等，治疗上采用调和脏腑气机的方法，治宜疏肝和胃，理气止痛，主要以柴胡疏肝散、四逆散等加减。常用柴胡（或银柴胡）、木香、青皮、枳壳、炒白芍、旋覆花、代赭石等行气之品，调节脏腑气机的升降。在症状及舌象上表现出湿邪的征象，宜用芳香之品行气化湿，行气化湿时可加半夏、砂仁、柴胡、升麻等药物，调节脾胃气机升降，脾胃气机升降有序，则运化正常，水湿自除。在补气时，勿忘脾胃气机的升降，在补的同时，酌加行气及调节气机升降的药物，可使补而不滞。脾胃气机恢复正常，运化有序，化生有源，则五脏六腑之气旺盛。胃阴不足时，因沙参、麦冬、玉竹等滋阴之品守而不行，可加入银柴胡、枳壳等，使滋阴之品不妨碍脾胃气机的运化。周教授临证多用柴胡、黄芪、升麻以升清，厚朴、半夏、枳壳以降浊。

**2. 在辨证基础上，酌加杀灭幽门螺杆菌的药物**

周教授在治疗幽门螺杆菌感染时，不主张某方治疗某病或某药治疗某症状的思路，也不拘泥于见菌灭菌式的治疗，而以中医理论为指导，在辨证论治的基础上，用中药复方治疗，并在此基础上，根据现代药理研究，酌加杀灭幽门螺杆菌的药物。常用的可杀灭幽门螺杆菌的药物主要有：黄芩、黄连、蒲公英、半枝莲、白花蛇草、败酱草等。但周教授反复强调，此类清热解毒药物的运用，应结合中医辨证，详细询问患者是否应用过抗生素。抗生素按中医理论分析，多属寒凉之品，多次应用三联疗法未根除者，应慎用此类杀灭幽门螺杆菌的清热解毒药，以免损伤胃气。此外，此类苦寒之品不可久服。

**3. 扶正祛邪为治疗的根本大法**

幽门螺杆菌感染在临床上多表现为虚实相兼之证。主要病机是幽门螺杆菌之邪气在人体正气不足时，乘虚而入，日久则表现为本虚标实之证。正气和邪气相争，因"邪气盛则实"，故该病初期表现为肝胃郁热及脾胃湿热的症状。临床症状多表现为胃脘部灼热，口干口苦，反酸，口臭，恶心呕吐，尿黄，舌质红，苔黄腻等症状。此时治疗上应以祛除邪气为主，采用清热化湿、健脾和胃的方法，常用连朴饮加减。胃脘痛甚者，加延胡索、五灵脂、川楝子等，以行气止痛；吞酸嘈杂者，加入左金丸，吴茱萸辛开，黄连苦降，辛开苦降，寒热并用，取张仲景泻心汤之意；胃脘部痞闷者，加厚朴、半夏、紫苏梗，以行气消痞。

**4. 组方用药，贵在轻灵**

周教授处方用药的一大特点就是组方用药轻灵活泼，大辛大热、肥甘厚腻等有碍胃气之品很少运用，数十味药的大剂量处方几乎没有。周教授认为，幽门螺杆菌感染属于本虚标实之证，脾胃气血虚弱为根本，脾胃既虚，运化无力，若重投大剂量药物，必会有碍于脾胃的运化。苦寒清热之品的剂量一般都在10g以内，防伤胃气；胃喜润，辛温性燥之品剂量多在15g以内，久用有耗气伤阴之弊；重镇降逆之品用量宜轻，如在运用代赭石治疗呃逆时，不能重用，胃气素虚者，重用则易使胃气直抵下焦。

**5. 辨证与"辨镜"相结合**

周教授认为，辨证论治是中医药治疗的根本，但现代医学的某些先进检测手段可以作为中医临床部分望诊的延伸。在辨证论治的前提下，结合现代医学的检测手段，能使临床疗效有所提高。在治疗幽门螺杆菌相关性慢性胃炎时，周教授主张辨证与"辨镜"相结合的方法。若镜下黏膜苍白，则多属脾胃气血虚弱，可用黄芪、太子参等补气之品；若胃黏膜表现为充血水肿等，多属湿热之证，可加清热解毒之品；胃黏膜分泌黏液的量较少，多加麦冬、沙参等滋阴药物；胃黏膜血管显露，黏膜呈颗粒状或结节样病变者，中医多属痰瘀互阻，可加丹参、苦参等清热活血化瘀之品；胃黏膜出血者，可加止血之品，如白及、三七粉等；若伴胆汁反流者，多为情志不遂，肝气郁结日久化热，则加疏肝行气、清热化瘀的药物。

**6. 疾病防护和调养**

周教授在治疗幽门螺杆菌感染时，除了给患者处方用药以外，还告知患者如何在日常生活饮食及情志方面进行防护和调养，以做到防微杜渐。周教授认为，《素问·上古天真论》所说的"恬惔虚无，真气从之，精神内守，病安从来"，一语道破了人们养生和防病的精髓。周教授经常告诉患者，要保持情志的畅达，注意自身性情的修养，减少忧思恼怒等不良情绪对自身健康的影响。要培养良好的饮食习惯，日常饮食应荤素搭配，少食肥甘厚味、辛辣炙煿等易酿为湿热之品，三餐饮食有节有度，少食生冷寒凉之品。

# 胃下垂治疗经验

胃下垂是临床中比较常见的疾病，西医认为，人站立时，胃的下缘至盆腔处，胃小弯弧线最低点低于髂嵴连线水平，是由于膈肌的悬吊力变弱，腑脏间的韧带松弛，使腹内压变低，胃张力低下，腹肌松弛，使胃的位置降低，十二指肠球部向左偏移，形成无张力型胃。胃下垂在临床上主要表现为腹痛、腹胀、嗳气、恶心、呕吐、食欲减退、便秘等，发病人群多为瘦长型、久病体弱和长期卧床少动者，常伴有其他内脏的下垂。西医可通过影像学的检查明确诊断，但有效的治疗方法较少，常采用手术等方法。周教授采用中医方法对胃下垂患者进行治疗，取得了良好的疗效。

## 一、病因病机

胃下垂属于中医"胃缓""胃下""胃薄"的范畴。《灵枢·本脏》曰："脾应肉，肉䐃坚大者，胃厚，肉䐃么者，胃薄，肉䐃小而么者胃不坚，肉䐃不称身者，胃下，胃下者，下脘约不利。肉䐃不坚者，胃缓。"与现代医学所称的胃下垂相似，其中，"胃下"指胃的位置下垂，"胃薄"指胃的形态结构改变。

胃下垂多因平素饮食不节、长期劳累过度、女性多产多胎导致腹壁松弛、肌肉不坚、情志内伤等诱发。饮食不节是造成胃下垂的主要原因，《素问·痹论》曰："饮食自倍，肠胃乃伤。"《素问·本病论》中则提及："饮食劳倦即伤脾。"《兰室秘藏·中满腹胀》曰："或多食寒凉，及脾胃久虚之人，胃中寒则生胀满，或脏寒生满病。"而《丹溪心法》中则指出："有饮食痰积，不能化为痞者。"说明了暴饮暴食、过食寒凉、劳累过度等，均可损伤脾胃，导致脾胃升降功能失常，长久以往，则会导致胃下垂的发生。此外，外感或误治致邪气内传、脾胃升降功能失常，各种原因所致的气血瘀滞、痰饮内停等，亦可引起胃下垂的发生。

胃下垂的基本病机为中气下陷，但周教授认为，胃下垂并不是单纯的"中气下陷"，其常兼有肝胃不和、肾脏亏虚、气滞、血瘀、食积、饮停等。胃下垂的发生，与脾、胃、肝、肾均密切相关。脾胃是升清降浊的枢纽，脾属土，居中央，《临证指南医案·脾胃门》曰："脾宜升则健，胃宜降则和。"脾气得升，胃气得降，则脾胃运化有常，若各种原因导致脾胃虚弱，脾气不升，则无以升举内脏，从而导致胃下垂的发生。脾胃、肝胆同居中焦，相互影响，《素问·举痛论》云："百病生于气也……思则气结。"肝主疏泄，肝脏功能正常，则脾胃升降功能正常；若情志抑郁，肝木失疏，脾胃虚弱，肝木乘脾土，则脾胃升降功能失调；且肝气郁滞，日久致气滞血瘀，则导致气滞与瘀血互相影响，新血不生而无以滋养脾胃，终使脾升举内脏，尤其是中焦脏腑无力而发胃下垂。肾为先天之本，主一身阴阳，若各种因素影响及肾，命门火衰，先天之本不能激发温养后天之本，后天不能补养先天，脾肾相互影响，则脾肾俱虚，而发胃下垂。

# 二、用方用药经验及诊疗特色

## （一）分型治疗

### 1. 脾虚气陷

脾虚气陷型患者表现为脘腹坠胀，食后、久站或劳累后症状加重，不思饮食，面色萎黄，精神倦怠，舌质淡，边有齿痕，苔薄白，脉细或濡。治疗当以补气升陷、健脾和胃为主，方用补中益气汤加减。药用党参、炙黄芪、白术、当归、升麻、柴胡、陈皮、枳壳、炙甘草。若脘腹胀满明显，可加用木香、佛手、香橼，以行气消胀；若大便溏薄，可加山药、白扁豆、莲子，以加强益气健脾之功；若伴有恶心呕吐者，则可加旋覆花、代赭石等，以降逆止呕；若伴有阳虚者，则可加附子（先煎）、肉桂，以温中散寒。

**2. 脾虚饮停**

脾虚饮停型患者表现为脘腹胀满不舒，胃内有振水声，或水在肠间辘辘有声，呕吐清水痰涎，或伴有头晕目眩，心悸气短，舌淡胖，边有齿痕，苔白滑，脉弦滑或弦细。治疗上应当以健脾和胃、温阳化饮为主，方选苓桂术甘汤合小半夏汤加减。药用茯苓、桂枝、白术、姜半夏、生姜、甘草等。若脾虚甚者，则加党参、山药以加强健脾之力；若伴有血虚者，可适当选用当归、熟地黄以补血。

**3. 胃阴不足**

胃阴不足型患者表现为胃脘痞满，隐隐疼痛，饥不欲食，口燥咽干，烦渴喜饮，纳呆，消瘦，大便干结，舌质红或有裂纹，少津少苔，脉细数。治以滋养胃阴、和胃降逆为主，方选益胃汤加减。药用北沙参、麦冬、生地黄、玉竹、石斛、陈皮、甘草等。若兼夹气滞之证，则加枳壳等以行气；若气虚明显，可加党参、黄芪以补气；若兼有血瘀，则加桃仁、红花以活血化瘀；若兼有肠燥便秘，则加用郁李仁、火麻仁以润肠。

**4. 肝胃不和**

肝胃不和型患者表现为胃脘痞胀，甚则胀及胸胁，嗳气频频，食后尤甚，舌苔薄白，脉细弦。治疗应当以疏肝和胃、升降气机为主，方用四逆散加减。药用柴胡、白芍、枳壳、香附、延胡索、炙甘草等。若患者伴有便秘，可以用枳实易枳壳，加槟榔、大黄（后下）以通便；若腹胀痛，则加白芍、川楝子以和中止痛；若因气滞而排便不畅，则加大腹皮、厚朴以行气。

**5. 胃络瘀阻**

胃络瘀阻型患者表现为脘腹坠胀疼痛，固定不移，形体消瘦，面色晦暗，食后或入夜痛甚，呕血或黑便，舌质紫暗或有瘀斑，苔薄，脉涩。治疗应当以活血化瘀为主，方选失笑散合丹参饮加减。药用五灵脂（包煎）、蒲黄（包煎）、丹参、砂仁（后下）、檀香、莪术。若患者伴有体倦、纳差等脾气虚表现，可加党参、白术、茯苓以益气健脾。

## （二）用方用药经验及特色

胃下垂虽然以中气下陷为主要病机，但其发病的诱因复杂，兼症繁多，故在治疗中不能单一地按某一证治疗，而是要全面诊治，才能避免延误治疗的最佳时机。

### 1. 补益中气，调理气机

胃下垂以脾胃中气不足，无力抬举内脏，致使内脏下陷为基本病机，在治疗上，以补益中气、升举内脏为基础大法，中气得补的同时，使用升提的中药，使内脏得升。由于"六腑以通为用，以降为顺"，在补益中气的同时，又应当兼顾气机的调理，补中举陷和调中理气并举，故在补益时不致因气机不畅而造成气滞，反而加重病情。常用补益中气、升举内脏的药物，如黄芪、党参、炙升麻、炒枳壳、白术、怀山药、炙甘草、大枣等。若阳气不足，寒证明显者，可加用高良姜以温中焦；若胃脘部隐痛，喜暖喜按，可酌情加用桂枝，以其助脾阳，温通经脉而止痛。

### 2. 注重疏肝理气

周教授认为，治疗脾胃之病，不能忘记调肝，只有气机通畅，脾胃升清降浊的功能方可恢复正常。在疏肝理气时，常用紫苏梗、炙柴胡、炒白芍、炒枳壳、香附、当归等药物。若情志抑郁，可加用合欢花、广郁金等疏肝解郁；若腹胀甚，则加乌药温中行气；若口渴口干，舌苔薄，久病导致肝胃阴虚者，则可加用石斛、麦门冬、枸杞子等滋阴。此外，在疏肝理气的同时，可适当配合健脾开胃、消食导滞和中等药物，如麦芽、鸡内金、神曲等。

### 3. 久病注意从肾论治

中医认为，久病及肾，当胃下垂发展到肾阳不足时，应当采用温肾助阳的方法，既有利于补中益气，又能温阳化饮，促进脾胃运化水饮的功能，使水饮不停滞，常用药如制附子、肉桂、泽泻、茯苓、猪苓等。若脘腹鸣响甚者，可加用防风等药；若呕吐明显，可酌情使用煅代赭石、旋覆花等降逆，利于痰饮下行。

### 4. 注意兼症的治疗

尽管胃下垂多以虚证为主，但多数为虚中夹实，正如张景岳所云："胃气本虚而或停滞不行者，是又虚中有实。"在治疗的时候，应当注意治疗兼症，若治疗时专顾本虚，而忽略清理，则胃气难复。如水湿明显，酿生痰湿时，湿浊困脾，则脾气更虚，而脘腹胀满甚，故在健脾益气时，应当兼以化痰湿。再如瘀血阻络，则阻滞气机，加重脾胃运化失常，则应当兼顾活血化瘀。

### 5. 内外同治

在口服中药的同时，可根据病情的轻重，选择适宜的外治法，如保健体操、太极拳、散步、按摩腹部、腹肌练习、气功疗法等。此外，天灸疗法可通过药物敷贴穴位，使药物由表及里，循经内达脏腑，以达到调节气血阴阳、升阳举陷的目的。

# 胃癌治疗经验

胃癌是起源于胃黏膜上皮的恶性肿瘤，在我国各种恶性肿瘤发病率中居首位，胃癌发病有明显的地域性差别，我国西北与东部沿海地区胃癌发病率比南方地区明显为高。本病好发年龄在50岁以上，男女发病率之比为2：1。由于饮食结构的改变、工作压力增大，以及幽门螺杆菌的感染等原因，使得胃癌呈现年轻化倾向。胃癌可发生于胃的任何部位，其中半数以上发生于胃窦部，胃大弯、胃小弯及前后壁均可受累。绝大多数胃癌属于腺癌，早期无明显症状，或出现上腹不适、嗳气等非特异性症状，常与胃炎、胃溃疡等胃慢性疾病症状相似，易被忽略。因此，目前我国胃癌的早期诊断率仍然较低。胃癌的预后与胃癌的病理分期、部位、组织类型、生物学行为，以及治疗措施有关。

胃癌在中医学中早有记载，属于"噎膈""反胃""癥瘕""积聚""伏梁""心腹痞""胃脘痛"的范畴。《素问·通评虚实论》曰："隔塞闭绝，上下不通。"《金匮要略·呕吐哕下利病脉证治》说:"脉弦者,虚也,胃气无余,朝食暮吐,变为胃反。"而更多的学者则以为,古人所谓"心之积"的"伏梁",在很大程度上就是现今部分胃部肿瘤的临床表现。如《素问·腹中论》说:"病有少腹盛,上下左右皆有根……病名曰伏梁……裹大脓血,居肠胃之外,不可治,治之每切按之致死。"《难经·五十六难·论五脏积病》又说:"心之积,名曰伏梁,起脐上,大如臂,上至心下,久不愈,令人病烦心。"这种从脐上到心下的上腹部包块,很像现今的胃癌。治法和方药方面,武威出土的《武威汉代医简》还专门载有"治伏梁方",本方主治脘腹痞满肿块等症,也可能是治疗胃部肿瘤最古老的方剂之一。《金匮要略·呕吐哕下利病脉证治》中治疗胃反呕吐的大半夏汤,《伤寒论》治疗心下痞硬,噫气不除的旋覆代赭汤,《医部全录》中记载的华佗胃反为病方(雄黄、珍珠、丹砂、朴硝),《本草纲目》治疗噎膈反胃方(硇砂、槟榔)等,以上方药对现今的临床与实验研究仍有参考价值。周教授治疗胃癌有其丰富的经验及特色。

## 一、病因病机

迄今为止,胃癌病因尚未完全明了。但根据患者的起病经过及临床表现,可知本病的发生与正气虚损和邪毒入侵有着较为密切的关系。周教授认为,胃癌的病因主要有三个方面:一是饮食不节。如烟酒过度,或恣食辛香燥热、熏制、腌制、油煎之品,或霉变、不洁之食物等,使脾失健运,不能运化水谷精微,气滞津停,酿湿生痰;或过食生冷,伤败脾胃之阳气,不能温化水饮,则水湿内生。二是情志失调。如忧思伤脾,脾失健运,则聚湿生痰;或郁怒伤肝,肝气郁结,克伐脾土,脾伤则气结,水湿失运。三是正气内虚。如有胃痛、痞满等病证者,久治未愈,正气亏虚,痰瘀互结而致本病;或因年老体虚及其他疾病久治不愈,正气不足,脾胃虚弱,复因饮食失节、情志失调等因素,使痰瘀互结为患,而致本病。

本病发病一般较缓,患者早期可无任何症状,或以胃脘疼痛、嗳气作胀、胃纳不佳、大便色黑等为首发症状。病位在胃,但与肝、脾、肾等脏关系密切，因三脏之经脉均循行于胃，脾与胃相表里，脾为胃行其津液，若脾失健运，则酿湿生痰，阻于胃腑；胃气以降为顺，以通为用，其和降有赖于肝气之条达，肝失条达则胃失和降，气机郁滞，进而可以发展为气滞血瘀，日久形成积块；中焦脾胃有赖肾之元阴、元阳的濡养、温煦，若肾阴不足，失于濡养，胃阴不足，胃失濡润，可发为胃癌，或肾阳不足，脾胃失于温煦，虚寒内生，阳气不足，无以化气行水，则气滞、痰阻、瘀血变证丛生。初期痰气交阻、痰湿凝滞为患，以标实为主；久病则本虚标实，本虚以胃阴亏虚、脾胃虚寒和气血两虚为主，标实则以痰瘀互结多见。

# 二、用方用药经验及诊疗特色

## （一）分型治疗

### 1. 痰气交阻

痰气交阻型患者临床多表现为胃脘满闷作胀或痛，连及两胁，呃逆，呕吐痰涎，胃纳减退，厌肉食，苔白腻，脉弦滑或滑。方选开郁至神汤加减。可加半夏、天南星以助化痰之力；闷胀，疼痛明显者，可加厚朴、郁金以行气活血定痛；呕吐痰涎者，可加半夏、旋覆花以和胃降逆。

### 2. 痰湿凝滞

痰湿凝滞型患者临床多表现为胃脘满闷，面黄虚胖，呕吐痰涎，腹胀便溏，痰核累累，舌淡滑，苔滑腻。方选导痰汤加减。若伴腹胀便溏，可加猪苓、泽泻、苍术，以利水渗湿，健脾理气。

### 3. 瘀血内结

瘀血内结型患者临床多表现为胃脘刺痛而拒按，痛有定处，或可扪及腹内积块，腹满不食，或呕吐物如赤豆汁样，或黑便如柏油样，或左颈窝有痰核，形体日渐消瘦，舌质紫黯或有瘀点，脉涩。方选膈下逐瘀汤加减。可加三棱、莪术破结行瘀，但有呕血或黑便者，应注意把握活血药物的种类和剂量，可配伍白及、仙鹤草、地榆、槐花以止血；加海藻、瓜蒌化痰软坚；加沙参、麦冬、白芍滋阴养血。吞咽梗阻，腹满不食者，也可改用通幽汤破结行瘀，滋阴养血。

### 4. 胃热伤阴

胃热伤阴型患者临床多表现为胃脘部灼热，口干欲饮，胃脘嘈杂，食后剧痛，进食时可有吞咽梗噎难下，甚至食后即吐，纳差，五心烦热，大便干燥，形体消瘦，舌红少苔，或舌黄少津，脉细数。方选竹叶石膏汤合沙参麦门冬汤加减。若大便干结难解，加火麻仁、郁李仁润肠通便。

### 5. 脾胃虚寒

脾胃虚寒型患者临床多表现为胃脘部隐痛，喜温喜按，腹部可触及积块，朝食暮吐，或暮食朝吐，宿食不化，泛吐清涎，面色㿠白，肢冷神疲，面部、四肢浮肿，便溏，大便可呈柏油样，舌淡而胖，苔白滑润，脉沉缓。方选理中汤加减。可加丁香、吴茱萸温胃降逆止吐；若肢冷、呕吐、便溏等虚寒证状明显者，可加肉桂、附子，即桂附理中汤，以增加温阳补虚散寒之力；全身浮肿者，可合真武汤以温阳化气利水；便血者，可合黄土汤以温中健脾，益阴止血。

### 6. 气血两虚

气血两虚型患者多属胃癌晚期，以虚为主，气血两亏，不任攻伐，当以救后天生化之源、顾护脾胃之气为要，待能稍进饮食与药物，再适当配合行气、化痰、活血等攻邪之品，且应与补益之品并进，或攻补两法交替使用。临床症见胃脘疼痛绵绵，全身乏力，心悸气短，头晕目眩，面色无华，虚烦不眠，自汗盗汗，面浮肢肿，或可扪及腹部积块，或见便血，纳差，舌淡苔白，脉沉细无力。方选十全大补汤加减。若气血亏虚损及阴阳，致阴阳俱虚，阳竭于上而水谷不入，阴竭于下而二便不通，则为阴阳离决之危候，当积极救治。

## （二）诊疗特色

### 1. 辨虚实、胃气有无、是否危候

从胃癌的病机分析及分型治疗可以看出，周教授治疗胃癌的特色是重视辨证。①首辨证候虚实：胃癌的发生与正气内虚、痰气交阻、痰湿凝滞、痰瘀互

结有密切关系。胃癌早期，多见痰气交阻、痰湿凝结之证，以邪实为主；中晚期则多见痰瘀互结、胃阴亏虚、脾胃虚寒、气血两虚等本虚标实，而以正虚为主之证。临床上病情复杂，多虚实互见。②次辨胃气的有无：若食欲尚可、舌苔正常、面色荣润、脉搏从容和缓是，有胃气之象，病情尚浅，预后较好；反之，则胃气衰败，病情重，预后不良。《中藏经·论胃虚实寒热生死逆顺脉证之法》说："胃者，人之根本也。胃气壮，则五脏六腑皆壮……胃气绝，则五日死。"胃气的虚实，关系着人体之强弱，甚至生命之存亡。尤其注意辨危候，胃癌患者晚期可见大量吐血、便血、昏迷等症状。

**2. 标本兼顾，扶正与祛邪并进**

本病多由气、痰、湿、瘀互结所致，故理气、化痰、燥湿、活血化瘀是本病主要的治标之法；后期出现胃热伤阴、脾胃虚寒、气血两虚者，则应标本兼顾，扶正与祛邪并进。本病病位在胃，多有脾胃气机阻滞，气化不利，运化无权，在治疗中应始终重视顾护脾胃，勿损正气，也是应遵从的治疗原则。这一点对中晚期患者和放化疗患者更为重要。只有胃气得充，脾气得健，才能使气血生化有源，也才能助药以祛邪。但补虚时，用药也不可过于滋腻，以免呆滞脾胃。同时，周教授认为，应在辨证论治的基础上，结合选用具有一定抗胃癌作用的草药，如清热解毒类的白花蛇舌草、半枝莲、肿节风、拳参、苦参、野菊花、野葡萄藤等；活血化瘀类的鬼箭羽、丹参、虎杖、三棱、莪术、铁树叶、八月札等；化痰散结类的牡蛎、海蛤、半夏、瓜蒌、石菖蒲等；利水渗湿类的防己、泽泻等。

**3. 分期治疗，中西医结合治疗**

胃癌早期以邪实为主，如痰气交阻、瘀血内阻，可用理气化痰、活血化瘀之法以消除邪实，并采取中西医结合的治法，部分患者经治疗后病情可以缓解；但也有部分患者转为胃热阴伤、脾胃虚寒、气血两虚，出现正虚邪盛之势。胃癌患者的预后一般较差，但如能早期诊断和治疗，尤其是中西医结合治疗，不少患者病情可缓解。晚期胃癌可合并肝肿大、黄疸、大量便血、呕血或转为鼓胀等，均为危重难治之证，预后不良。

胃癌之所以发病，除外在环境等诸多致癌因素作用外，与患者机体内在免疫功能低下，特别是细胞免疫功能受损密切相关。晚期胃癌按中医辨证，大多数表现为正虚邪实，患者大多体质虚弱，表现脾胃气虚或气血俱虚，免疫功能低下。周福生教授认为，对晚期胃癌患者开展中西医结合综合治疗，用中药积极扶正培本，同时根据病情给予抗癌化疗、放疗或其他适当的抗癌药物，可使患者生存期得到延长，生活质量得到改善。

**4. 注重饮食情志调摄**

周教授认为，胃癌患者的饮食调摄非常重要，应嘱咐患者养成良好的饮食习惯，如按时进餐，不食过烫、过冷、过辣、变质食物，少吃或不吃油炸、腌熏食品，细嚼慢咽，戒除烟酒；多食新鲜瓜果蔬菜、豆类，适当配置一定数量的粗杂粮。既病之后，注意精神护理，增强患者战胜疾病的信心，令患者积极配合各种治疗。饮食应尽量做到色香味俱佳，品种多样又富于营养，如奶类、鱼、肉末、果汁等，有吞咽困难者，应进食半流质或流质饮食，少食多餐。呕吐不能进食者，应适当补充液体、能量和维生素，以维持生命之必需。

# 功能性腹痛治疗经验

功能性腹痛综合征（functional abdominal pain syndrome），又称慢性特发性腹痛或慢性功能性腹痛，是指持续或频繁发作的腹痛，病程超过半年，但与胃肠道无关或关系不大的功能性疾病。常伴有其他全身不适感，或可出现抑郁、焦虑等心理障碍。本病病因及发病机制尚不十分明确，可能与内脏敏感性、脑－肠互动致中枢疼痛调控异常及心理异常状态有关。本病属于躯体疼痛性疾病，且诊断标准符合精神疾病中躯体异常的诊断。现代医学主要以心理辅导、抗过敏及三环类抗抑郁治疗，但疗效不甚理想。因此病病程较长，少则数年，多则数十年，症状反反复复，缠绵难愈，对患者造成较大的精神及心理负担；患者常年反复就医，长期治疗，给患者及社会带来较大的经济负担。

关于功能性腹痛，中医定义是指胃脘以下，耻骨毛际以上的部位发生疼痛为主要表现的病证，属于中医"腹痛"的范畴。周福生教授运用"血三脏"

模式治疗此病，疗效显著。

## 一、病因病机

周教授认为，功能性腹痛的病因有外感时邪、情志内伤、素体亏虚，其基本病机为脏腑气机阻滞，气血运行不畅，经脉闭阻，"不通则痛"；或脏腑经脉失养，"不荣则痛"。外邪入侵，六淫外邪侵入腹中，可引起腹痛；伤于暑热，外感湿热，或寒邪不解，郁久化热，热结于肠，腑气不通，气机阻滞，也可发为腹痛。情志失调，抑郁恼怒，肝失条达，气机不畅；或忧思伤脾，或肝郁克脾，肝脾不和，气机不利，均可引起脏腑经络气血郁滞，引起腹痛。如《证治汇补·腹痛》谓："暴触怒气，则两胁先痛而后入腹。"若气滞日久，还可致血行不畅，形成气滞血瘀之腹痛。阳气虚弱，素体脾阳不足，或过服寒凉，损伤脾阳，内寒自生，渐至脾阳虚衰，气血不足，或肾阳素虚，或久病伤及肾阳，而致肾阳虚衰，均可致脏腑经络失养，阴寒内生，寒阻气滞而生腹痛。正如《诸病源候论》所说："久腹痛者，脏腑虚而有寒，客于腹内，连滞不歇，发作有时。发则肠鸣而腹绞痛，谓之寒中。"

在这三种病因中，周教授认为，情志内伤是该病最重要的致病因素，"血三脏"——心肝脾三脏功能失调，是功能性腹痛的病机关键。其病在肝，其制在脾，其标在肠，其统在心。

功能性腹痛患者往往容易合并有抑郁、焦虑，或人格改变等异常精神状态，还可伴随有躯体型疼痛紊乱，如躯体化、转化紊乱、疑虑症等。心理异常和社会压力引发症状或会导致症状加剧，这在功能性腹痛患者中非常普遍，如近亲死亡、不幸的妊娠结果（流产、早产、死胎）、手术史、过大的工作压力等。当情志异常时，往往首先影响肝的疏泄功能，因为肝主疏泄，主调畅气机，气行不畅，肝先受之。肝气舒畅条达，则人体气机通畅，气血调和，人的精神活动才能较好地得到协调；若肝失疏泄，气机郁滞，气滞则血瘀，气血不通而痛，情志抑郁寡欢。此外，肝失疏泄与情志异常往往又互为因果，形成恶性循环，加重病情。当情志失调时，首先影响脏腑气机，如《素问·举痛论》

曰："怒则气上，喜则气缓，悲则气消，恐则气下，惊则气乱，思则气结。"
情志活动是以脏腑气血阴阳为物质基础，以心神为主导的，素有"心者，君
主之官，神明出焉"的说法，说明心在脏腑之中处于主导及统领地位。七情
虽与五脏相应，但最终仍由心主神明这一功能统领，即情志发于心而应于五
脏。故心神失调，可影响脾胃功能，导致出现腹痛等不适症状。情志活动依赖
脏腑精气的充盛及气血运行的畅达，脾胃为气血生化之源、气机升降之枢，情
志失调则脾胃气机升降失常，运化失职，从而出现相应的临床症状。

现代医学研究也证实，精神、心理及睡眠等因素可刺激机体，影响机体植
物神经功能，通过脑－肠互动，引起结肠、小肠的运动、感觉及分泌功能的异
常。部分功能性腹痛患者经抗抑郁、抗焦虑治疗或心理辅导治疗后，症状多能
减轻或缓解，这也证明了心理社会因素是导致本病的一个重要因素，与周教授
的观点不谋而合。

# 二、用方用药经验及诊疗特色

## （一）分型治疗

根据对功能性腹痛病因及病机的认识，周教授将功能性腹痛主要分四型进
行论治。在各证型中，按照具体证型，加减调理心神的药物，如素馨花、合欢
皮、玫瑰花等。

### 1. 肝郁气滞

肝郁气滞型患者主要表现为腹痛时轻时重，痛引两胁，症状与情绪明显相
关，得嗳气、矢气则舒，脉弦，舌质淡。治宜疏肝解郁，理气止痛，方用柴胡疏
肝散加减，药用柴胡、香附、川芎、陈皮、枳壳、白芍、炙甘草、郁金、延胡索
等。若气滞较重，胁肋胀痛者，加川楝子、郁金，以助疏肝理气止痛之功；若痛
引少腹睾丸者，加橘核、川楝子、乌药、小茴香，以理气散结止痛；若腹痛肠
鸣，气滞腹泻者，可用痛泻要方，以疏肝调脾，理气止痛；若少腹绞痛，阴囊寒
疝者，可用天台乌药散，以暖肝温经，理气止痛；肠胃气滞，腹胀肠鸣较著，矢

气即减者，可用四逆散合五磨饮子，以疏肝理气降气，调中止痛。

**2. 脾胃湿热**

脾胃湿热型患者主要表现为腹部胀满疼痛，口苦、烦渴不欲饮，大便秘结或泻而不爽，舌红，苔黄腻，脉濡数或滑数。治宜清热化湿，理气止痛，方用连朴饮加减，药用厚朴、川黄连、石菖蒲、法半夏、香豉（炒）、焦山栀、芦根、郁金、延胡索等。若燥结不甚，大便溏滞不爽，苔黄腻，湿证明显者，可去芒硝，加栀子、黄芩、黄柏以清热燥湿；若少阳阳明合病，两胁胀痛，大便秘结者，可用大柴胡汤；若兼食积者，可加莱菔子、山楂以消食导滞；病程迁延者，可加桃仁、赤芍以活血化瘀。

**3. 肝郁脾虚**

肝郁脾虚型患者主要表现为腹部或胁肋胀痛，食少纳呆，便溏不爽，情绪抑郁或急躁易怒，善太息，肠鸣矢气，腹痛即泻，泻后痛减，舌淡红，苔白或腻，脉弦或细。治宜疏肝健脾，理气止痛，方用柴芍六君子汤加减，药用柴胡、白芍、党参、茯苓、白术、陈皮、法半夏、炙甘草、延胡索等。

**4. 中虚脏寒**

中虚脏寒型患者主要表现为腹痛绵绵，时作时止，喜热恶冷，痛时喜按，饥饿劳累后加重，形寒肢冷，神疲乏力，大便溏薄，纳食不佳，舌质淡，苔薄白，脉沉细。治宜温中补虚，缓急止痛，方用小建中汤加减，药用桂枝、白芍、炙甘草、生姜、大枣、饴糖等。若食少，饭后腹胀者，可加谷芽、麦芽、鸡内金健胃消食；大便溏薄者，可加芡实、山药健脾止泻；若寒偏重，症见形寒肢冷，肠鸣便稀，手足不温者，则用附子理中汤温中散寒止痛；腰酸膝软，夜尿增多者，加补骨脂、肉桂温补肾阳；若腹中大寒痛，呕吐肢冷者，可用大建中汤温中散寒。

## （二）临证用药用方经验及诊疗特色

**1. 用药用方经验**

本病属于慢性病，病程较长，缠绵难愈，可造成患者思想负担较重，疑心重重，影响患者心理健康，而患者心理情志异常亦会影响本病的发生发展，心理与腹痛二者互相影响，相互为因。中医理论中，情志与肝、心密切相关，周教授指出从肝论治、从心论治，以调节功能性腹痛患者的负性情绪，通过疏肝解郁、宁心安神的方法，从改善情志入手，可以提高临床疗效。素馨花为周教授常用之药，此药苦平无毒，功效疏肝解郁，行气止痛，主治肝郁气滞所致的胁肋脘腹作痛和下痢腹痛，周教授对患者情绪不宁，言语喋喋不休，而描述症状多而善变者，往往加用此药，周教授认为，凡症状不定多为心病，治疗时应强调解郁安神和胃。玫瑰花清而不浊，和而不猛，柔肝醒胃，行气活血，宣通气滞而绝无辛温刚燥之弊，具有活血调肝、理气止痛之功，临床常与佛手相配，一入气分，一入血分，共奏调肝理气、解郁止痛之功。

**2. 诊疗特色**

（1）心肝脾三脏同治

周教授认为，功能性腹痛与气血失调有关，属中医情志病范畴。《类证治裁·郁证》指出："七情内起之郁，始而伤气，继必及血，终乃成劳。功能性腹痛的发生与患者的体质因素及情志内伤有关，病性以虚实夹杂为主，主要致病机理主要是心、肝、脾三脏受累，以及气血失调。素体易于忧愁者或急躁恼怒者最易罹患此病，患者平素由于社会心理因素，肝气郁结，肝失疏泄，逐渐引起五脏气机不和；再则肝郁导致气血失调，心神失养，肝木失养，肝失藏血，血不舍魂，魂不守舍，忧愁思虑，损伤心脾而致病情加重。周教授认为，在疾病发展的不同阶段，其病理证型会发生种种演变，病性以虚为主，即使有实证表现，亦多为本虚标实。强调辨治需从"血三脏"模式着眼，健脾调肝养心，三脏同治。"血三脏"模式属于"三脏一体"辨证模式的"心－脾－肝"模式，因为这三脏和血液的生成、运行、贮存关系密切，故称"血三脏"模式。《素问·玉机真藏论》指出："五脏受气于其所生。""肝受气于心。""心受气于脾。"相生关系体现了"母子"之间的代代相继。"血三脏"通过相生的关系，衰之脏得"母"之助而恢复其常态，某脏过亢则又可受"我不胜"之脏的制约，不致于亢而为害。生理状态下，生克关系是宏观上保持三者稳态的主要调控方式，"血三脏"之间的气血通达，经脉的络属沟通，是其物质与信息交流的基础，也是它们之间"生克制化"，实现调控达到稳态的内在依据。

周教授在"心-肝-脾"三脏一体构模的基础上，阐述它们之间的联系，心与脾胃关系密切："胃不和则卧不安"，说明胃对心神的影响；久虑伤脾，则体现了心神对脾胃的影响。从经络分布上看，手少阴心经、手厥阴心包经及其分支走向，与足阳明胃经、足太阴脾经及其分支走向，均和鸠尾以下至脐上二寸之胃脘区域形成感传相通的经络走势，构成了心与脾胃相关的物质基础。"心为五脏六腑之大主，主不明则十二官危""心者，五脏六腑之大主也，精神之所舍也"，说明心在脏腑之中处主导及统领地位。七情虽与五脏相应，但最终仍由心主神明这一功能统领，即情志发于心而应于五脏，故心神失调，可影响脾胃功能，出现纳呆、脘胀、便溏等症状。中医学理论中，肝在情志调节活动中起着重要的作用，这一作用是通过肝主疏泄的功能来实现的，其作用基础在肝阴，而肝阴与心主血脉这一功能相关。肝与脾胃的关系，在临证上常表现为土虚木贼，肝脾失调，致中虚气滞，症见腹胀腹痛、肠鸣泄泻等。

（2）调怡七情，心身同治

周教授认为，此病为典型的身心疾病，精神心理因素在发病中占有重要地位，因而在临床辨证论治的过程中，还应重视情志的调畅。《素问·阴阳应象大论》中有记载："人有五脏化五气，以生喜怒悲忧恐。"七情过极，脏腑气机逆乱，造成阴阳气血失调，故导致疾病的发生。同时，情志异常亦与腹痛的发病相关，如《证治汇补·腹痛》曰："暴触怒气，则两胁先痛而后入腹。"因此，周教授在治疗功能性腹痛时强调调畅情志，重视心理治疗。一方面，治疗过程中要重视对患者的心理疏导与精神鼓励，使患者重视情绪的自我管理，鼓励患者在日常生活中培养良好兴趣，适当锻炼身体，及时疏导不良情绪。另一方面，临床用药当在辨证论治的基础上，强调疏肝解郁药的配伍应用，如可加用玫瑰花、合欢花、绿萼梅等芳香轻清解郁之品，酸枣仁、夜交藤等养血柔肝安神之品，以达调肝行气解郁之功，从而达到身心同治的目的。

# 慢性腹泻治疗经验

泄泻是以大便次数增多，粪质稀薄，甚至泻出如水样为临床特征的病证。泄与泻在病情上有一定区别，大便溏薄而势缓者称泄，大便清稀如水而势急者为泻，然近代多泄、泻并称，统称为泄泻。泄泻是一种常见的脾胃肠病证，一年四季均可发生，但以夏秋两季较为多见。中医药治疗本病有较好的疗效。

## 一、病因病机

《黄帝内经》称本病证为"鹜溏""飧泄""濡泄""洞泄""注下""后泄"等，且对本病的病机有较全面的论述，如《素问·生气通天论》曰："因于露风，乃生寒热，是以春伤于风，邪气留连，乃为洞泄。"《素问·阴阳应象大论》曰："清气在下，则生飧泄。""湿胜则濡泄。"《素问·举痛论》曰："寒气客于小肠，小肠不得成聚，故后泄腹痛矣。"《素问·至真要大论》曰："诸呕吐酸，暴注下迫，皆属于热。"说明风、寒、热、湿均可引起泄泻。《素问·太阴阳明论》指出："食饮不节，起居不时者，阴受之……阴受之则入五脏……下为飧泄。"《素问·举痛论》指出："怒则气逆，甚则呕血及飧泄。"说明饮食、起居、情志失宜，亦可发生泄泻。另外《素问·脉要精微论》曰："胃脉实则胀，虚则泄。"《素问·脏气法时论》曰："脾病者……虚则腹满肠鸣，飧泄食不化。"《素问·宣明五气》谓："五气所病……大肠小肠为泄。"本病病因是多方面的，主要有感受外邪、饮食所伤、情志失调、禀赋不足、久病体虚等，这些病因导致脾虚湿盛，脾失健运，大小肠传化失常，升降失调，清浊不分，而成泄泻。泄泻的基本病机为脾虚湿盛，致肠道功能失司而发生泄泻。

泄泻的病因有外感、内伤之分，外感之中湿邪最为重要，脾恶湿，外来湿邪，最易困阻脾土，致脾失健运，升降失调，水谷不化，清浊不分，混杂而下，形成泄泻，其他诸多外邪只有与湿邪相兼，方能致泻。内伤当中脾虚最为关键，泄泻的病位在脾胃肠，大小肠的分清别浊和传导变化功能可以用脾胃的运化和升清降浊功能来概括，脾胃为泄泻之本，脾主运化水湿，脾胃当中又以脾为主，脾虚则健运失职，清气不升，清浊不分，自可成泻，其他诸如寒、热、湿、食等内外之邪，以及肝肾等脏腑所致的泄泻，都只有在伤脾的基础上，导致脾失健运时才能引起泄泻。同时，在发病和病变过程中，外邪与内伤、外湿与内湿之间常相互影响，外湿最易伤脾，脾虚又易生湿，互为因果。

## 二、用方用药经验及诊疗特色

### （一）分型治疗

根据对泄泻病因及病机的认识，现将泄泻主要分以下几型进行论治。

#### 1. 暴泻

（1）寒湿内盛

寒湿内盛型患者表现为泄泻清稀，甚则如水样，腹痛肠鸣，脘闷食少，苔白腻，脉濡缓。若兼外感风寒，则恶寒发热头痛，肢体酸痛，苔薄白，脉濡缓。治以芳香化湿，解表散寒，方用藿香正气散加减，常用药物有藿香、白术、茯苓、陈皮、半夏、厚朴、大腹皮、紫苏、白芷。若表邪偏重，寒热身痛，可加荆芥、防风，或用荆防败毒散；若湿邪偏重，或寒湿在里，腹胀肠鸣，小便不利，苔白厚腻，可用胃苓汤健脾燥湿，化气利湿；若寒重于湿，腹胀冷痛者，可用理中丸加味。

（2）湿热伤中

湿热伤中型患者表现为泄泻腹痛，泻下急迫，或泻而不爽，粪色黄褐，气味臭秽，肛门灼热，或身热口渴，小便短黄，苔黄腻，脉滑数或濡数。治以清热燥湿，分利止泻，方用葛根黄芩黄连汤加减，该方是治疗湿热泄泻的常用方剂，常用药物有葛根、黄芩、黄连、甘草。若热偏重，可加金银花、马齿苋，以增清热解毒之力；若湿偏重，症见胸脘满闷，口不渴，苔微黄厚腻者，可加薏苡仁、厚朴、茯苓、泽泻、车前子，以增强清热利湿之力；夹食者可加神曲、山楂、麦芽；如有发热头痛，脉浮等风热表证，可加金银花、连翘、薄荷；如在夏暑期间，症见发热头重，烦渴自汗，小便短赤，脉濡数等，为暑湿侵袭，表里同病，可用新加香薷饮合六一散，以解暑清热，利湿止泻。

（3）食滞肠胃

食滞肠胃型患者表现为泻下稀便，臭如败卵，伴有不消化食物，脘腹胀满，腹痛肠鸣，泻后痛减，嗳腐酸臭，不思饮食，苔垢浊或厚腻，脉滑。治以消食导滞，和中止泻，方用保和丸加减，常用药物有神曲、山楂、莱菔子、半夏、陈皮、茯苓、连翘。若食滞较重，脘腹胀满，泻而不畅者，可因势利导，根据通因通用的原则，可加大黄、枳实、槟榔，或用枳实导滞丸，推荡积滞，使邪有出路，达到祛邪安正的目的。

**2. 久泻**

（1）脾胃虚弱

脾胃虚弱型患者表现为稍进油腻食物或饮食稍多，大便次数即明显增多而发生泄泻，伴有不消化食物，大便时泻时溏，迁延反复，饮食减少，食后脘闷不舒，面色萎黄，神疲倦怠，舌淡苔白，脉细弱。治以健脾益气，化湿止泻，方用参苓白术散加减，常用药物有人参、白术、茯苓、甘草、砂仁、陈皮、桔梗、扁豆、山药、莲子肉、薏苡仁。此方是脾虚夹湿泄泻的高效方，其他方疗效均不如此方。若脾阳虚衰，阴寒内盛，症见腹中冷痛，喜温喜按，手足不温，大便腥秽者，可用附子理中汤以温中散寒；若久泻不愈，中气下陷，症见短气肛坠，时时欲便，解时快利，甚则脱肛者，可用补中益气汤，减当归，并重用黄芪、党参，以益气升清，健脾止泻。

（2）肝气乘脾

肝气乘脾型患者表现为每逢抑郁恼怒，或情绪紧张之时，即发生腹痛泄泻，腹中雷鸣，攻窜作痛，腹痛即泻，泻后痛减，矢气频作，胸胁胀闷，嗳气食少，舌淡，脉弦。治以抑肝扶脾，方用痛泻要方，常用药物有白芍、白术、陈皮、防风。若肝郁气滞，胸胁脘腹胀痛，可加柴胡、枳壳、香附；若脾虚明显，神疲食少者，加黄芪、党参、扁豆；若久泻不止，可加酸收之品，如乌梅、五倍子、石榴皮等。

（3）肾阳虚衰

肾阳虚衰型患者表现为黎明之前脐腹作痛，肠鸣即泻，泻下完谷，泻后即安，小腹冷痛，形寒肢冷，腰膝酸软，舌淡苔白，脉沉细。治以温肾健脾，固涩止泻，方用四神丸加减，常用药物有补骨脂、益智仁、吴茱萸、肉豆蔻、五味子。其中补骨脂用量不宜太大，否则反加重腹泻。肾虚夹寒较重者，可加附子、炮姜，或合金匮肾气丸温补脾肾；若年老体弱，久泻不止，中气下陷，加黄芪、党参、白术益气升阳健脾，亦可合桃花汤固涩止泻。

## （二）诊疗特色

泄泻是以大便次数增多，粪质稀薄，甚至泻出如水样为临床特征的病证。周福生教授秉承李东垣"内伤脾胃，百病由生"的学术思想，从调治中州以运四旁的角度，以脾胃为中心统领四脏来治疗泄泻，即以脾胃为中心，随临床证候的不同，兼从心肝肺肾四脏进行辨证，用药以香砂六君汤为基础方，随兼证的不同灵活施治。

**1. 兼从"肝"辨治**

肝主疏泄，涉及脾胃运化之功能；肝郁克脾，会影响脾胃运化。每因忿怒或忧郁，则发生腹痛泄泻，伴见胸胁痞满，嗳气食少，形体消瘦，脉弦，苔薄白或微腻。肝郁为主者，以痛泻要方加减；脾虚为主者，以柴芍六君汤加减；心胃相关者，以甘麦大枣汤合痛泻要方加减。

**2. 兼从"心"辨治**

心与小肠相表里，可影响小肠传化功能。心主神志功能失调，心神失调，会影响脾胃运化之功。心火下移小肠致泄泻特点：便泻急迫，腹痛，肛门灼热，多伴口舌生疮疼痛，口干口苦，小便赤少，舌红苔薄黄，脉数，可用泻心汤合导赤散化裁。心神失调，脾胃运化失常，表现失眠、多梦、心烦，同时伴有泄泻等症状，如腹泻型肠易激综合征、更年期综合征、失眠等。以安神和胃法调之，方用甘麦大枣汤合四君子汤加减。若心胃失和，可在辨证的基础上，加夜交藤、合欢皮、素馨花等养心安神药，常收良效。如心肝火旺者，可加黄连；如心阴虚者，可加石斛、浮小麦、乌梅等。

### 3. 兼从"肾"辨治

脾肾互为影响，脾肾阳虚导致的泄泻特点：大便溏泻，甚至完谷不化，每于半夜或黎明之际，肠鸣腹痛而泻；腹部畏寒，喜食热食，畏寒肢冷，舌淡胖苔白，脉象沉细无力。阳虚轻者，方用四神丸、固肠丸等；阳虚明显者，方用附子理中丸、桃花汤等。四神丸虽是治疗肾虚泄泻的基本方，然其补肾阳之力不足，因此可加用干姜、制附子。应注意脾肾阳虚，中气下陷或清气不生导致的泄泻，可适当用升提药，如升麻、葛根。往往单纯温补时疗效欠佳，可适当加用清热药，温清相合，起反佐作用。至于收涩药的应用问题，如久泻不止，大肠滑脱，可考虑用煨诃子、赤石脂、禹余粮收涩止泻。另外，对于滋阴药的应用，久泻伤阴，纯用阳药更易伤阴，可在辨证基础上加用养阴药，如石斛、芡实、怀山药等。

### 4. 兼从"肺"辨治

肺与大肠相表里，肺热下移大肠可出现腹泻。表现特点：大便溏薄，无臭恶之气，多伴面色少华、形寒肢冷、口吐清涎、咳喘等症，舌淡苔薄白，脉虚弱无力。肺气虚寒，气阳不及配腑，升降失调，可出现腹泻。可以培土生金法治之，方用生脉散合理中汤，加紫菀、桔梗。热下移大肠导致的泄泻，可用葛根芩连汤加桑白皮、地骨皮等；肺气郁闭而致泄泻者，多有脉浮肢肿，可用发汗法治疗，方用麻杏苡甘汤加升麻、柴胡、猪苓等。

# 慢性便秘治疗经验

便秘是由多种病因引起的常见病证。患者常有粪便干结、排便困难或不尽感，在不用通便药时，完全排空粪便的次数显著减少。便秘不仅严重影响现代人的生活质量，而且对结肠癌、肝性脑病、乳腺疾病等疾病的发生有重要的影响，部分便秘与肛肠疾病，如痔、肛裂等有密切的关系。便秘既可以是一些疾病的症状，也可以是一个独立的疾病，现代医学多采取对症治疗，多以口服泻药或灌肠导泻，但需长期坚持。

## 一、病因病机

便秘的主要临床特征为大便排出困难，排便时间或排便间隔时间延长，粪质多于硬。病因有饮食不节、情志失调、年老体虚、感受外邪。饮酒过多，过食辛辣肥甘厚味，导致肠胃积热，大便干结。或恣食生冷，致阴寒凝滞，胃肠传导失司，造成便秘。忧愁思虑过度，或久坐少动，每致气机郁滞，不能宣达，于是通降失常，传导失职，糟粕内停，不得下行，而致大便秘结。素体虚弱，或病后产后及年老体虚之人，气血两亏，气虚则大肠传送无力，血虚则津枯肠道失润，甚则致阴阳俱虚。阴虚则肠道失荣而更行干枯，导致大便干结，便下困难；阳虚则肠道失于温煦，阴寒内结，导致便下无力，大便艰涩。外感寒邪则可导致阴寒内盛，凝滞胃肠，失于传导，糟粕不行而成冷秘。或热病之后，余热留恋，胃肠燥热，耗伤津液，大肠失润，而致大便干燥，排便困难。周教授认为，大便的正常排泄有赖于气机的通降和津液的濡润，故其病机不外乎虚、实两方面，实者为邪滞胃肠，壅塞不通，尤以气机郁滞多见；虚者为肠失温润，推动无力，尤以津枯失润多见。且虚实之间可相互转化，可由实转虚，可因虚致实，亦可虚实夹杂。

《素问·灵兰秘典论》云："大肠者，传导之官，变化出焉。"可见便秘的病位在肠，系大肠传导失常所致，但周教授非常重视便秘与脾胃肺肝肾等脏腑的关系。他认为，"肺主宣发肃降"，又"肺与大肠相表里"，肺热肺燥，下移大肠，则肠燥津枯；"脾为胃行其津液"，又"脾主运化"，若脾虚失运，糟粕内停，则大肠失传导之功；"胃宜降则和"，胃与肠相连，胃热积盛，下传大肠，燔灼津液，大肠热盛，燥屎内结；"肝藏血，主疏泄"，若肝郁气滞，则腑气不通，气滞不行，大肠失运；"肾主液，司二便"，若肾阴不足，则肠失濡养，便干不行，若肾阳不足，则大肠失于温煦，传运无力，大便不通。便秘的病因病机虽主要责之大肠传导失职，但与其他脏腑亦有密切关系。

## 二、用方用药经验及诊疗特色

### （一）分型治疗

根据对便秘病因及病机的认识，将便秘主要分以下证型进行论治。

#### 1. 热秘

热秘主要表现为大便干结，腹胀腹痛，面红身热，口干口臭，心烦不安，小便短赤，舌红苔黄燥，脉滑数。治以泻热导滞，润肠通便，方用麻子仁丸加减，常用药物有大黄、枳实、厚朴、火麻仁、杏仁、白蜜、芍药等。若津液已伤，可加生地黄、玄参、麦冬以养阴生津；若兼郁怒伤肝，易怒目赤者，加服更衣丸以清肝通便；若燥热不甚，或药后通而不爽者，可用青麟丸以通腑缓下，以免再秘。

#### 2. 气秘

气秘主要表现为大便干结，或不甚干结，欲便不得出，或便而不畅，肠鸣矢气，腹中胀痛，胸胁满闷，嗳气频作，饮食减少，舌苔薄腻，脉弦。治以顺气导滞。方用六磨汤加减，常用药物有木香、乌药、沉香、大黄、槟榔、枳实，可加厚朴、香附、柴胡、莱菔子、炙枇杷叶以助理气之功。若气郁日久，郁而化火，可加黄芩、栀子、龙胆草清肝泻火；若气逆呕吐者，可加半夏、旋覆花、代赭石；若七情郁结，忧郁寡言者，加白芍、柴胡、合欢皮疏肝解郁；若跌仆损伤，腹部术后，便秘不通，属气滞血瘀者，可加桃仁、红花、赤芍之类活血化瘀。

#### 3. 冷秘

冷秘主要表现为大便艰涩，腹痛拘急，胀满拒按，胁下偏痛，手足不温，呃逆呕吐，舌苔白腻，脉弦紧。治以温里散寒，通便止痛，方用温脾汤加减，常用药物有附子、大黄、芒硝、当归、干姜、人参、甘草。若便秘腹痛，可加枳实、厚朴、木香助泻下之力；若腹部冷痛、手足不温，加高良姜、小茴香以增散寒之功。

### 4. 气虚秘

气虚秘主要表现为粪质并不干硬，也有便意，但临厕排便困难，需努挣方出，挣得汗出短气，便后乏力，体质虚弱，面白神疲，肢倦懒言，舌淡苔白，脉弱。治以益气润肠。方用黄芪汤加减，常用药物有黄芪、火麻仁、白蜜、陈皮。若气虚较甚，可加人参、白术，"中气足则便尿如常"，气虚甚者，可选用红参；若气虚下陷脱肛者，则用补中益气汤；若肺气不足者，可加用生脉散；若日久肾气不足，可用大补元煎。

### 5. 阴虚秘

阴虚秘主要表现为大便干结，如羊屎状，形体消瘦，头晕耳鸣，心烦失眠，潮热盗汗，腰酸膝软，舌红少苔，脉细数。治以滋阴通便，方用增液汤，常用药物有玄参、麦冬、生地黄，可加芍药、玉竹、石斛以助养阴之力，加火麻仁、柏子仁、瓜蒌仁以增润肠之效。若胃阴不足，口干口渴者，可用益胃汤；若肾阴不足，腰酸膝软者，可用六味地黄丸。

### 6. 阳虚秘

阳虚秘患者临床表现为大便或干或不干，皆排出困难，小便清长，面色㿠白，四肢不温，腹中冷痛，得热痛减，腰膝冷痛，舌淡苔白，脉沉迟。治以温阳通便，方用济川煎加减，常用药物有肉苁蓉、牛膝、当归、升麻、泽泻、枳壳，可加肉桂以增温阳之力。若老人虚冷便秘，可用半硫丸；若脾阳不足，中焦虚寒，可用理中汤加当归、芍药；若肾阳不足，可选用金匮肾气丸或右归丸。

## （二）诊疗特色

临证用药时，首先当辨虚实，慎以一泻为快。便秘一证，虽有气秘、虚秘、热秘、冷秘等之分，然临证当首辨虚实，往往初起者多实，病久者多虚或虚实夹杂；年轻体壮者多实，而年老多病者多虚。大黄、番泻叶等虽对便秘在短期内有效，但如果不辨虚实，图一时之快，往往会使虚者更虚，久则或耗其气，或伤其阴，或戕伤脾胃，最终导致虚实夹杂，使治疗更为棘手。便秘初起时或为气结，或为热结，继之气结可化火伤津，热结亦可伤津耗液，久则可耗气伤津；加之患者早期多自服泻药，更伤气津，患者来就诊时往往为虚实夹杂之证。治疗时如能将虚实了然于胸，往往疗效卓著。

其次，需调畅气机，以通降为顺。临床用药主要分为两部分，其一是理气药的应用，上焦有苦杏仁、紫菀降肺气，中焦有厚朴、枳实、槟榔、莱菔子降胃气，有陈皮、青皮、郁金、佛手等调肝气；其二是通便药的应用，有清热通便、润肠通便、滋阴通便、化瘀通便、温阳通便之分，可根据具体病机灵活应用。

再次，要注重调肝理脾，善用四逆散加减。便秘病机为气机失调，临床则主要以肝脾失调多见，对此类便秘，可用四逆散加减治疗，四逆散乃调肝理脾、调畅中焦气机的组方，方中柴胡主升，枳壳主降，白芍、柴胡柔肝疏肝，甘草健脾，对肝脾失调者以此方加减治疗，往往疗效卓著。肝热明显而伤阴者，可加大白芍之量，且可加栀子、龙胆草以清肝热，同时加用决明子以清肝热通便；肝气郁滞明显者，可以此方加槟榔、乌药、青皮等疏肝降气；小儿便秘以肝脾失调者居多，可以此方加健脾消食之药，如槟榔、鸡内金、麦芽等。

另外，对于年老久病患者，此类患者往往以气阴虚为本，就诊时多表现为大便不硬，但排出费力，平时没有便意或便意微弱，舌淡，苔少或薄白，脉细弱或弦细。此类患者治疗时需以益气养阴为法，往往以大剂量玄参、玉竹、白术及黄芪为基础方，然后根据气结情况调理气机，肝气郁滞者，可加青皮、陈皮；肺气不降者，可加苦杏仁、紫菀；夹湿热者，可用小剂量的玄明粉，但尽量少用，以免更伤气阴；夹痰湿者，可加厚朴、槟榔及莱菔子；夹瘀血者，可用桃仁、酒大黄。老年患者除气阴虚外，阳气虚衰亦为便秘的原因之一，兼阳虚者往往体形肥胖、身寒怕冷，肢体倦怠，可加肉苁蓉、牛膝；血虚明显者，可加当归、熟地黄；肝阴虚明显者，可加大量白芍柔肝益阴；肝火旺者，可加槐花、决明子。总之，对此类患者一要辨气阴，二要辨兼症。

# 肠易激综合征治疗经验

肠易激综合征（Irritable bowel syndrome，IBS）是消化科的常见病和多发病，以反复发作的腹痛，伴大便习惯改变为主要表现，诊断前症状出现至少6个月，近3个月每周至少发作1天。腹泻型肠易激综合征（IBS－D）是我国肠易激综合征患者中最常见的亚型，以中青年为多见。中医古籍中尚未发现有关肠易激综合征病名的明确记载，多以其临床症状命名，将其归属于中医"腹痛""泄泻""便秘"等范畴。西医治疗尚无特效药物，多以解痉止痛、止泻、通便等对症治疗为主，但远期疗效欠佳，病情易反复；中医在肠易激综合征的治疗上有独特的优势，疗效确切，且不良反应及毒副作用小。周福生教授在治疗肠易激综合征时有独到见解，首次提出运用"心胃相关"理论进行辨证论治，在疏肝健脾的基础上，辅以调心安神，三脏同治，疗效甚佳，现将其经验体会总结如下。

## 一、病因病机

中医认为本病发病与情志失调、思虑劳倦、饮食失调密切相关。肝主疏泄，郁怒忧愁过度，可致肝失条达，气机不畅，脉络不通，甚则导致气滞血瘀而腹痛。肝气郁结，横逆乘脾犯胃，可致脾运失健。脾主运化，思虑劳倦，饮食失调，易伤脾胃，日久及肾，命门火衰，脾失温煦，运化无权，水谷不能化为精微而反为"痰湿"，进而清浊不分，混杂而下，发为泄泻。气机阻滞，肠道通降失常，或气虚阳虚，肠道通降无力，可出现便秘，排便不畅；又或嗜食辛辣之物，胃肠积热，伤津化燥，肠失濡润，腑行不畅，故见大便秘结。肝脾不调，升降失常，大肠传导失司，故腹泻与便秘交替。本病核心病机是肝郁脾虚，病位在肠，与肝脾密切相关，病久及肾，脾肾阳虚，脏腑失于温养，以致病情迁延难愈。

周教授认为，肠易激综合征与心肝脾三脏密切相关，首次提出将"心胃相关"理论运用于腹泻型肠易激综合征的论治中，这是心肝脾相关中医学内涵有机整合而成的辨治系统，核心是基于心–脾–肝三脏生理病理关系而形成的功能结构。心肝脾三脏在维持人体正常生命活动过程中各司其职，又相互为用，从阴阳属性上看，心为阳中之太阳，肝为阴中之少阳，脾为阴中之至阴，阴阳互调；从五行属性上看，心属火，肝属木，脾属土，三脏之间正常的相生相克作用，使机体处于平衡状态；从精气血津液来看，血生于心，藏于肝，统于脾，三脏与血的生成、运行等密切相关；从经络循行上看，三脏经脉循行相贯，气血相调，营血互养。在"血三脏"理论中，尤为注重调神，以"心藏神，七情皆从心发而应于五脏"为依据，认识到七情太过必然影响心神，数情交织易伤心肝脾三脏。正如张介宾在《类经》中云："心动则五脏六腑皆摇，可见心为五脏六腑之大主……思动于心则脾应，怒动于心则肝应。"

腹泻型肠易激综合征证候表现多以腹痛、腹泻为主，且在心肝脾三脏有各自的辨证特点。腹痛在心，呈刺痛，痛有定处而拒按，因气滞日久，血行不畅，久病成瘀，经络受阻而导致。腹痛在肝，病初腹痛攻窜，常因情志失调，抑郁恼怒，肝失条达，疏泄失司，脏腑经络气郁不通而导致，病久则脐腹隐痛，痛引两胁，情郁顿挫。腹痛在脾，病初腹痛绵绵，常因饮食不节，损伤脾胃，气机升降失常发生阻滞而导致；病久累及阳气，阳虚不化，寒凝气滞，则喜温喜按，遇冷加重。腹泻在心，表现为便意频作，伴大便不尽感，因久病脾虚，心神失养，诸痛疮疡皆属于心，神机失养感知异常，故易为便意频，久病肝郁，郁而化火，母病及子，热扰心神，故有不尽感。腹泻在肝，表现为肠鸣痛泻，粪质溏烂，或先干后溏，紧张恼怒激动时加重，因情志失调，肝气不舒，横逆乘脾，脾不制木，气机斡旋失御，则见泄泻。腹泻在脾，表现为粪质溏，饮食油腻或劳累后加重，因脾失健运，水谷难化，肥甘厚腻变生痰浊，流注肠腑，则见大便溏薄，劳倦内伤耗损中气，清浊不分，升降失因，混杂而下，故泄泻加重。本病患者常伴有焦虑或抑郁状态，病初多为焦虑，病久可致抑郁，这与心主神明和肝调畅情志功能密切相关；情志不畅在脾表现为过于思虑，其气易结；在肝表现为情郁焦躁，其气易逆；在心表现为敏感警惕易惊，其气易乱。

# 二、用方用药经验及诊疗特色

## （一）分型论治

### 1. 腹泻型

腹泻型多按以下几型辨证论治。

（1）肝郁脾虚

肝郁脾虚型患者表现为腹痛即泻，泻后痛缓；胸胁胀满窜痛，精神抑郁或急躁易怒，舌淡，脉弦细。治法当抑肝扶脾，常用痛泻要方加减，药用防风、白术、白芍、陈皮等。水泻者，加乌梅、焦山楂涩肠止泻；气虚乏力加党参益气健脾；便带黄色黏冻加白头翁、秦皮、黄连清热化湿。

（2）脾胃虚弱

脾胃虚弱型患者表现为餐后即泻或大便时溏时泻，夹有黏液，食少纳差，腹部隐痛喜按，腹胀肠鸣，肢倦乏力，舌质淡，苔白，脉细弱。治法当益气健脾，理气化湿，常用参苓白术散加减，药用党参、白术、茯苓、扁豆、怀山药、莲子、砂仁（后下）、陈皮、薏苡仁、甘草等。脾虚湿重加苍术、藿香、佩兰芳香化湿；脾胃虚寒，四肢不温，加干姜温中散寒；气虚便秘，排出不畅者，改用补中益气汤加减。

（3）脾肾阳虚

脾肾阳虚型患者表现为晨起腹痛即泻，腹部冷痛，得温痛减，大便或有不消化食物，形寒肢冷，舌淡胖或有齿痕，苔白滑，脉沉细。治法当温肾健脾，固涩止泻，常用四神丸合理中丸加减，药用肉豆蔻、五味子、补骨脂、吴茱萸、党参、干姜等。泻下不止加罂粟壳、石榴皮、诃子皮固肠止泻；中气下陷加北黄芪、升麻益气升阳；阳虚便秘，改用肾气丸加肉苁蓉、白术。

（4）脾胃湿热

脾胃湿热型患者表现为腹痛泄泻，泄下急迫或不爽，胸闷不舒，口干口苦，肛门灼热，舌红，苔黄腻，脉滑数。治法当清热利湿，常用葛根芩连汤加减，药用葛根、黄芩、黄连、甘草。湿偏重，黏液多者，加藿香、苍术芳香化湿；热偏重，肛门灼热明显者，加火炭母、秦皮、苦参清热。

**2. 便秘型**

便秘型多按以下几型辨证论治。

（1）肝郁气滞

肝郁气滞型患者表现为大便干结，每于情志不畅时便秘加重，胸闷不舒，腹痛腹胀，嗳气频作，心情不畅，舌质淡，脉弦。治法当以疏肝理气，行气导滞，常用六磨汤加减，药用槟榔、人参、沉香（后下）、乌药、枳实、大黄等。气郁日久化火，可加黄芩、栀子清肝泄热；嗳气恶心，加法半夏、竹茹和胃降逆；伤阴便结，加生地黄、玄参、玉竹、火麻仁等润肠通便。

（2）大肠燥热

大肠燥热型患者表现为大便秘结，数日一行，粪如羊屎，少腹疼痛，按之胀痛，口干口臭，舌质红，苔黄少津，脉细数。治法当益气养阴，润肠通便，药用增液承气汤合麻子仁丸加减，药用白术、枳实、玄参、生地黄、麻子仁、白芍、杏仁等。心烦失眠，加麦冬、柏子仁养心安神；气短乏力，加太子参或党参益气养阴；腹痛明显，加乌药、郁金理气止痛；血虚加当归、熟地黄养血润燥。

## （二）诊疗特色

### 1. 疏肝健脾，分段论治

周福生教授认为，腹泻型肠易激综合征临床表现各异，但观其疾病特点，肝失疏泄及脾失健运是主要病机，且二者总是先后出现，相互影响，最终形成肝失疏泄与脾失健运共存的现象。在临床实践中，发现腹泻型肠易激综合征患者在疾病过程中，表现出明显的"加重—缓解—平稳"三个阶段，这与腹泻型肠易激综合征病机演变规律相吻合，故提出在临床诊治腹泻型肠易激综合征时，当根据病情分阶段辨证治疗。

发作期，以肝郁表现为主，症见少腹胀满窜痛，情绪抑郁或烦躁易怒，大便溏结不调，肠鸣矢气，口苦咽干，舌质红，苔薄白。此类患者多有工作生活压力过大等精神心理因素，情志不畅，肝失疏泄，肝气郁结，脏腑经络气血不通，则致腹痛胀满走窜。治当重在调肝，通过疏肝气，解肝郁，恢复气机之升降。方拟柴胡疏肝散合痛泻药方加减，常用中药有白芍、白术、防风、陈皮、延胡索、合欢皮、柴胡、枳壳、香附、郁金等。

缓解期，兼有肝郁及脾虚表现，症见腹痛即泻，泻后痛减，肠鸣矢气，胸胁胀闷，失眠多梦，口干口苦，腹胀纳呆，大便先干后溏，舌淡红，苔薄白，脉弦或弦细。此类患者为肝郁横逆克脾，肝脾失调，气机升降失司，则致痛泻并重。治当调肝实脾并重，通过疏肝气，益气健脾，培补中焦，直达病邪。方拟柴芍六君汤加减，常用中药有白芍、白术、防风、陈皮、延胡索、合欢皮、党参、茯苓、柴胡、木香等。

平稳期，以脾虚表现为主，症见餐后即泻，大便时溏时泻，腹部隐痛，纳呆，食后腹胀，肢倦乏力，舌淡苔白，脉细。此类患者为脾虚失运，气机阻滞，肠道功能紊乱，则致泄泻。治当重在健脾，通过健脾补土，扶正祛邪。方拟参苓白术散合痛泻药方加减，常用中药有白芍、白术、防风、陈皮、延胡索、合欢皮、党参、北黄芪、炒扁豆、薏苡仁等。

**2. 从心论治，重视调神**

临床上腹泻型肠易激综合征患者常兼有情绪抑郁或心烦易怒、失眠等情志不畅表现，若只是单纯地疏肝调脾，忽略对情志的调节，疗效往往不尽人意。周福生教授从心胃相关理论出发，心肝脾三脏同治，在疏肝健脾的基础上，辅以调心安神，疗效明显提高。调神可从养心安神、宁心安神、情志疗法三方面着手。养心安神常加酸枣仁、龙眼肉、夜交藤等药；宁心安神常加远志、素馨花、合欢花等药；情志疗法重点在于引导患者正确认识本病的起病特点及预后，善于倾听，安慰鼓励患者，还可建议患者培养兴趣爱好，减少对本病的关注度。调神既可改善患者情志不畅症状，又可减少本病的复发。

**3. 注重兼证，灵活加减**

腹泻型肠易激综合征病程迁延，病势缠绵，在疾病发展过程中，除外肝郁脾虚、心神不宁相关证候，肝失疏泄与脾失健运病机相互影响，还可衍生其他证候表现，故黄绍刚教授主张在治疗时应注重辨证，灵活加减。当腹泻型肠易激综合征患者兼有湿热证表现时，可加用蒲公英、布渣叶等清利湿热药；当腹泻型肠易激综合征患者兼有痰湿证表现时，可加用藿香、佩兰等芳香醒脾化湿药；当腹泻型肠易激综合征患者兼有瘀证表现时，可加用延胡索、郁金等活血化瘀止痛药；当腹泻型肠易激综合征患者兼有脾肾阳虚证表现时，可加用补骨脂、肉豆蔻等温补脾肾之药。

**4. 擅遣风药，重视气机**

在治疗腹泻型肠易激综合征时，重视脾胃中轴的气机升降，喜用防风、柴胡等风药升清气，一方面取"风能胜湿"之意，另一方面又可升阳举陷，郁热透散，肝气得舒。正如《素问·风论》云"久风入中，则为肠风飧泄"；《素问·阴阳应象大论》云："清气在下，则生飧泄；浊气在上，则生膜胀。"调畅气机常用白术升脾之清气，法半夏降胃之浊气，令水谷纳运相得，升降相因。

# 溃疡性结肠炎治疗经验

溃疡性结肠炎是以腹泻、黏液脓血便、腹痛和里急后重等为主要症状，以结肠慢性炎症和溃疡形成为病理特点的一种消化道疾病。近年来，由于生活水平的不断提高，饮食结构、生活习惯的改变，加之检查诊断技术的提高，其发病率呈现逐年上升趋势。由于本病治愈难度大，且愈后又常易复发，并与结肠癌的发病亦存在一定的关系。因此，被世界卫生组织列为现代难治病之一，治疗缺乏特效药物。中医无溃疡性结肠炎之病名，从其临床证候特点来看，当属中医古文献中"大肠瘕""肠澼""久痢"的范畴。

## 一、病因病机

本病多因饮食不节、起居不时所致。如《素问·太阴阳明论》说："食饮不节，起居不时者，阴受之，阴受之，则入五脏……入五脏则䐜满闭塞，下为飧泄，久为肠澼。"此外，六淫邪气、七情内伤、先天禀赋等皆可致发本病，其病机总属本虚标实。脾主运化水湿，统摄血液，饮食不节，起居失常，劳倦过度，皆可损伤脾胃而致脾气亏虚，水湿不化，久之损及肾之阴阳，以致脾肾两虚。同时，外邪侵犯，湿热内蕴，血瘀肠络，腐肉败血，终致实邪瘀滞。因此，本病的病变主要在脾胃与大小肠，而脾虚湿滞乃其发病的重要原因，脾虚为发病之根本，湿热为致病之标，血瘀为局部病理变化。本虚标实、寒热错杂是其发病特点。所以，周教授在临床上认为，本病活动期辨证多以湿热内蕴为主，恢复期辨证多以气虚血瘀湿滞为主。

# 二、用方用药经验及诊疗特色

## （一）分型治疗

调理脾胃是治疗本病的关键，脾胃为后天之本，气血生化之源，一有所伤，易成脾虚胃弱之势，若治疗不当则积劳成损，所以需时时照顾脾胃，切忌妄施苦寒克伐之品。但脾胃同居中焦，为升降之枢，如补之不当，反致其害。根据本病临床特点，可分为以下几种证型。

### 1. 脾胃虚弱

本病以脾虚为本，但临床上很多患者不是单纯的脾虚症状，往往多易夹湿夹瘀，要分清轻重缓急，补而不滞。脾胃虚弱包括脾虚夹湿和脾虚夹瘀两种类型。

（1）脾虚夹湿

脾虚夹湿型患者主要表现为大便稀溏，有少量黏液或脓血，腹部隐痛，食少纳差，或腹胀肠鸣，肢体倦怠，或神疲懒言，面色萎黄。周教授认为，苔腻为辨证要点，苔腻乃湿浊停聚之象，本病常因脾虚不运，气滞湿阻，饮食不化等而兼苔腻，宜芳香化湿，如用藿香、佩兰、白豆蔻之品，不宜动辄用党参、黄芪，否则加重腹胀纳呆。

（2）脾虚夹瘀

脾虚夹瘀型患者与脾虚夹湿症状类型相似，但区别在于舌质。舌质淡暗为脾虚夹瘀之象，宜在清补的基础上，佐用祛瘀行滞之品，如赤芍、红花、蒲黄、五灵脂、延胡索、没药、乌药等。

**2. 脾肾阳虚**

脾肾阳虚型患者主要表现：久病不愈，大便清稀或伴有完谷不化，腹痛绵绵，喜温喜按，或腰膝酸软，或形寒肢冷。周教授临床上常用理中汤合四神丸加减，但认为温阳之肉桂、附子勿大量，对于脾肾阳虚者常用少量附子、肉桂。其虽大辛大热，但少用则助阳而不伤阴，用之能温阳暖中，逐寒除湿，对病史较长的溃疡性结肠炎，非附子、肉桂不能温其阳，逐其寒，祛其湿。

**3. 肝郁脾虚**

肝郁脾虚型患者主要表现：腹痛则泻，泻后痛减，大便稀溏，或有少许黏液便，情绪紧张或抑郁恼怒等诱因可致上述症状加重，或胸闷喜叹息，或嗳气频频、胸胁胀痛。从慢性溃疡性结肠炎的病因病机分析及辨证施治可以看出，虽病因不同，证型各异，但其病机均有气机不畅，瘀血内阻。有因肝郁气滞者，有因湿聚气滞者，有因寒凝血瘀气滞者，故无论何型，均可佐以调气活血之品，如砂仁、延胡索、乌药、郁金、广木香、陈皮之类。

**4. 大肠湿热**

大肠湿热型患者主要表现：腹泻黏液脓血便，腹痛，里急后重，或肛门灼热，身热不扬或口干口苦、小便短赤。周教授临床上常用芍药汤加减。如大便脓血较多者，加白头翁、紫珠草、地榆凉血止痢；大便白冻、黏液较多者，加苍术、薏苡仁健脾燥湿；腹痛较甚者，加延胡索、乌药、枳实理气止痛；身热甚者，加葛根、金银花、连翘解毒退热。

**5. 寒热错杂**

寒热错杂型患者主要表现：腹痛冷痛，喜温喜按，下痢稀薄，夹有黏冻或肛门灼热，口腔溃疡，四肢不温、腹部有灼热感等症状。周教授认为，此证型多由素体脾胃虚弱，或因饮食不节，或忧思恼怒，致脾胃损伤，肝木克土，郁久化生湿热，蕴结肠中，阻滞脉络，血腐肉败而成脓，病程较长，故多见本虚标实，寒热错杂之证，脾胃虚弱为本，湿热蕴结为标，气滞血瘀贯穿于本病的整个过程。因此，治疗时周教授往往寒热并用，消补同施：补脾勿忘行滞，"寓消于补"，温肾勿忘固肠。如湿热内结、腹痛、里急后重明显，以清肠利湿导滞为先；大便出血较多，气不摄血，宜大补元气，加白及、仙鹤草、阿胶、炮姜等，以止血为要；大肠滑脱、泻痢不禁者，加用秦皮、石榴皮、赤石脂，以收敛止泻为先。

## （二）用方用药及治法经验

周教授认为，本病的病机特点为本虚标实，脾虚为本，湿、瘀、热为标，治疗应根据病情之缓急、虚实的主次，因人、因时而治。如患者正气大虚，应以扶正为主；如正虚不甚而邪实较盛，应以攻邪为先；并善用岭南道地药材，由于岭南所处的特殊地理环境及气候特点，孕育出丰富的中药资源，比较适合岭南人的体质，以及由地理、环境、气候、生活习惯等因素引起的疾病。

### 1. 扶正以健脾护胃为要

补气健脾之药较多，应根据其药性特点合理选用，不可罗列堆砌，如白术善于补气健脾、燥湿利水，脾虚湿盛者尤为适宜；党参补气生津，并能养血，多用于脾胃气虚、中气不足之证；黄芪长于补气升阳，脾虚下陷、清阳不升者尤宜。周教授善用岭南草药，如五爪龙又称"五指毛桃""南黄芪"，其味甘辛，性平，以根皮清香者药效最佳，归脾肺经，补气健脾而不助热，又能行气化湿，适用于脾虚兼有湿热者。如患者苔腻、纳呆、腹胀，为湿浊内蕴，不宜过用补益，尚需配伍行气化湿开胃之品，如广陈皮、春砂仁、广木香等，均为广东道地药材，使补而不滞，又可防攻邪之品伤胃。若脾虚兼有气阴两伤者，可用太子参或西洋参。

### 2. 祛湿当避免苦寒之品伤胃

祛湿以淡渗利湿、芳香化浊、醒脾开胃为主，避免苦寒之品伤胃。常用茯苓、广藿香、佩兰、白豆蔻等，既可祛湿，又可行气和中；寒湿者兼用温化，用小剂量附子、桂枝，温阳化气以行水；湿蕴化热者，多用甘凉之品，如火炭母、凤尾草、紫珠草等，均为岭南地区常用中草药，具有清热利湿、凉血止痢之功效，祛邪而不伤正。

### 3. 活血化瘀是另一个重要治法

活血化瘀是本病另一个重要治法。临床以便血色暗，腹部刺痛，舌质暗或青紫，脉细弦为辨证要点，常用三七散瘀止血，消肿止痛。周教授认为，三七饮片入煎剂，长于化瘀止痛，宜先煎；三七粉则长于止血，常配伍醋延胡索、姜黄，既能活血化瘀，又可行气止痛。对于久积结硬，按之痛剧，或久治不愈者，常加入水蛭，破血通经，逐瘀消癥，该品破血力大，"破瘀血而不伤新血，于气分丝毫无损"。

### 4. 治疗宜根据轻重缓急

本病多见寒热虚实错杂之证，治疗宜根据轻重缓急，活动期以祛邪为主，缓解期扶正祛邪兼顾，急则治其标，如湿热内结、腹痛、里急后重明显，当以清肠利湿导滞为先；大便出血较多，气不摄血，宜大补元气，加白及、仙鹤草、阿胶、炮姜等，以止血为要；大肠滑脱、泻痢不禁者，加用秦皮、石榴皮、赤石脂，以收敛止泻为先。本病稍有起居不慎，则易于反复，治疗过程中既要辨证守方，又要根据变化灵活加减，才能取得较好的疗效。

## （三）诊疗特色

### 1. 四诊合参，尤重舌脉

周教授认为，本病的临床辨证需四诊合参，详细询问患者大便之性状、次数，血色之鲜暗，赤白之多少，后重、腹痛之轻重，以及精神、睡眠、饮食等情况，尤其重视舌诊和脉诊。《医门棒喝》说："观舌本，可验其证之阴阳虚实；审苔垢，即知其邪之寒热浅深。"观舌切脉是辨证论治的重要依据，也是判断疾病发展变化及预后转归的重要依据。如患者大便溏，便血色暗，夹有白色黏冻，餐后腹胀，舌质淡或淡胖，或边有齿痕，苔薄白、脉细或细弱，多属脾气虚；如苔白腻或白滑，则为水湿内蕴、阳气被遏；如舌质暗或青紫，脉细弦，多兼气滞血瘀；如肛门灼热、里急后重明显，舌质红，苔黄腻，脉滑，多为湿热内蕴；如兼畏寒、肢冷，脉细沉，多为脾肾两虚、阳气不足；如舌嫩红，苔少，脉细数，多为气阴两虚。周教授认为，辨证准确是确定治则治法遣方用药的前提。

**2. 宏观与微观相结合**

周教授从事多年胃肠镜检查，积累了丰富的实践与临证经验。在临证辨证立法用药的同时，常结合宏观整体辨证与局部微观结肠镜所见，互为合参，以利辨证与辨病、宏观与微观的有机结合，成了中西医结合的独特特色。①如镜下见肠黏膜水肿，结合症状多从脾湿不运考虑，伍用五爪龙、白术、猪苓、茯苓、藿香、佩兰、苍术、防风等健脾燥湿、胜湿之药取效。②如镜下见黏膜充血或有出血点，多从营分夹有伏热、瘀血考虑，配伍用生地黄、赤芍、牡丹皮、水蛭、紫珠草、侧柏叶等清营凉血活血之药取效。③如镜下见黏膜溃疡、糜烂，多从热毒考虑，伍用金银花、火炭母、川黄连、吴茱萸、土茯苓、败酱草等药取效。④如镜下见出血较多，多从气不摄血，脾不统血论处，伍用五爪龙、炮姜、白及、田七末、阿胶、荆芥炭等药取效。⑤如镜下见假性息肉，常结合活血祛瘀，可伍用田七、三棱、莪术、延胡索、水蛭等药取效。

**3. 内服与灌肠相结合**

周教授通过长期的临床实践，认为中药保留灌肠是行之有效的疗法，灌肠给药可使药物直达病所，提高病变部位及血药浓度，保护肠道溃疡面，改善局部血运，较快促进炎症，吸收和溃疡愈合，并可避免或减少消化液和消化酶对药物作用的影响与破坏，有利于药物作用的发挥，尤其适用于活动期患者。周教授强调，灌肠治疗要注意：首先，要注意辨证分型与给药。辨证分型是中医学之精髓，周教授深谙此理。在肠道给药诊治本病的过程中，可发挥中医的独特优势。辨证为湿热型者，治以清热解毒，凉血止血，常选用川黄连、苦参、野菊花、紫珠草、五倍子、白及；辨证为虚寒型者，治以温中散寒，凉血活血，常选用晚蚕沙、苦参、五倍子、广木香、白及；对便血多者，加云南白药、锡类散、珍珠层粉、地榆炭、仙鹤草等止血药；在不同证型中均加用五倍子、苦参，经过长期的临床观察及实验研究证明，以上诸药具有清制湿热、消肿镇痛、凉血活血、防腐生肌等功效，并能通过对全身免疫机能的调节而起到整体治疗的作用，对免疫球蛋白、炎症因子、血小板活化因子、氧自由基，以及黏附分子等均具有调节作用，并能增强病变黏膜的完整性，阻断肠道有害物质对溃疡的诱发。其次，要注意灌肠液的温度与治疗体位。灌肠给药的灌肠管放入不要过浅，最好为 16～22cm。患者左侧卧位，臀部抬高，易于药物保留吸收。另外，药液温度要适宜，过热过凉均可影响保留时间与效果。

# 克罗恩病治疗经验

克罗恩病是一种慢性肉芽肿性炎症，病变可累及胃肠道各部位，以末段回肠及其邻近结肠为主，呈穿壁性炎症，多呈节段性、非对称性分布，临床主要表现为腹痛、腹泻、腹部肿块、梗阻、肠瘘、肛门病变以及发热、贫血、体质下降、发育迟缓等全身症状，属中医学的"腹痛""便血""肠痈"等病范畴，本病病程迁延、反复发作，发病率有逐年增多的趋势。

## 一、病因病机

### 1. 感受外邪

感受寒湿、暑湿、湿热之邪，邪滞于中，阻滞气机，不通则痛，而致腹痛；升降失调，运化失职，清浊不分，而致泄泻；邪滞于肠，经络受阻，郁久化热，而成肠痛；湿热熏灼肠道，肠络受伤，气血瘀滞，化为脓血，则下痢赤白；寒湿内侵，脾阳不振，湿痰内聚，阻滞气机，气血瘀滞，积块而成；肠道滞涩不通，而致肠结。

### 2. 饮食不节

恣食肥甘厚腻辛辣之品，湿热积滞，蕴结肠胃，或过食生冷，遏阻脾阳，损伤脾胃，气机失调，腑气通降不利，则腹痛；湿热内阻，下注大肠，蕴阻肛门，或肛门破溃染毒，致经络阻塞，气血凝滞而致肛痛；肠道功能失调，糟粕积滞，湿热内生，积结肠道而成肠痈；湿积成痰，痰阻气机，血行不畅，脉络壅塞，痰浊与气血相搏，壅塞脉络，渐成积聚；食积壅滞致腑气不通，燥屎内结，则肠结；传导失职，水反为湿，谷反为滞，而成泄泻。

### 3. 情志失调

情志抑郁，恼怒伤肝，木失调达，肝郁气滞，气机不畅，而致腹痛；横逆犯脾，运化失职，湿从中生，而致泄泻；气机不畅，肠内阻塞，食积痰凝，化热而致肠痈；气机不畅，脉络受阻，血行不畅，气滞血瘀，渐成积聚；积而腑气不通，则成肠结。

### 4. 脏腑亏虚

饮食劳倦久伤，脾胃虚弱，脾阳不振，寒凝气滞，则腹痛；肺、脾、肾亏损，湿热乘虚下注而成肛痈；肛痈溃后，余毒未尽，蕴结不散，血行不畅，疮口不合，日久成瘘；脾胃虚弱，不能运化水谷，水谷停滞，清浊不分，混杂而下，而致泄泻；泄泻日久，脾病及肾，脾肾同病，肾中阳气不足，命门火衰，既不能温养脾土，又不能固摄二便，则泄泻不止，夜尿增多，甚则水湿内停，泛于肌肤，日久正气难复，精气耗损，逐渐转成虚劳，病情危笃，预后欠佳，即"五脏之病，穷必归肾"也。

周教授认为，克罗恩病的发病涉及肝脾肾三脏，肝脾肾三位一体而构成人体的气血生化系统，三脏均与人体生命物质和能量的转化有着密切的联系，而又有各自不同的特点和功能，其中，脾在肝脾肾三位一体模型中处于核心地位。一方面，脾是气血生化之源，肝和肾正常生理功能的发挥，都需要依赖于脾胃的滋养，而肝藏血、肾化气，饮食物经过脾的运化功能生成的精微物质，经过肝的藏血功能而化为阴血，经肾的气化功能而生为阳气，肝主升发，肾主收藏，肝肾一升一收，协助脾完成气血资生和转化的功能；另一方面，脾是气机升降之枢纽，脾在克罗恩病的形成和演变过程中起着枢纽作用。

脾虚湿滞是克罗恩病发病的关键环节。克罗恩病的形成或因先天肾精不足，复感受六淫外邪；或因情志不畅，肝失疏泄，克脾犯胃；或因饮食不节、过度劳累而致脾气虚弱，肝脾肾三脏功能失调皆可导致脾胃运化失健，而脾胃失司又可影响气血的生化，而出现腹痛、腹泻、便下黏液、脓血等症状。若气机阻滞，腑气通降不利，则腹痛；若湿浊蕴结肠道，传导失职，清浊不分，而致泄泻；邪滞于肠，经络受阻，气血凝滞而致肠痈；湿热熏灼肠道，肠络受伤，气血瘀滞，化为脓血，则下痢赤白；肛痈溃后，余毒未尽，蕴结不散，血行不畅，疮口不合，日久成瘘。本病病程迁延反复发作，且因湿性重浊黏滞故多迁延难愈，若病程延久，亦可使机体阴阳失衡，损耗气血而伤及肝肾，出现如发热、营养不良、口腔溃疡、贫血、四肢与脊柱关节酸痛、闭经、脱发等肠外症状。

由此可知，脾虚为发病之根本，湿热为致病之标，本虚标实、寒热错杂是其发病特点。本病临床上活动期辨证多以湿热内蕴为主，恢复期辨证多以气虚血瘀湿滞为主。

# 二、用方用药经验及诊疗特色

## （一）分型治疗

### 1. 湿热内蕴

湿热内蕴型患者表现为腹痛拒按，泻下急迫，或大便溏滞不爽，大便黄褐而臭，或下痢赤白，或便秘，肛周脓液稠厚，肛门胀痛灼热，烦渴喜冷饮，小便短黄，舌红，苔黄腻，脉弦滑或滑数。治以清热化湿，调气行血，方用白头翁汤。热毒壅盛者，加连翘、蒲公英、生地黄、牡丹皮，以清热凉血解毒；便血严重，黏液较多者，加苍术、薏苡仁；腹痛较甚者，加延胡索、乌药、枳实，以理气止痛；腹部坚块，宜加三棱、莪术；身热甚者，加葛根。

### 2. 寒湿困脾

寒湿困脾型患者表现为腹痛急暴，得温痛减，大便溏薄，或清稀如水样，或下痢赤白黏冻，白多赤少，头身困重，舌淡苔白腻，脉濡缓。治以除湿散寒，理气温中，方用胃苓汤。腹痛怕凉喜暖者，加炮姜温中散寒；下痢赤白黏冻，白多赤少，去泽泻、猪苓，加芍药、当归，以活血和营，加槟榔、木香、炮姜以散寒调气；久泻不止者，加薏苡仁、山药、赤石脂、石榴皮、乌梅、诃子，以健脾化湿，涩肠止泻。

### 3. 脾肾阳虚

脾肾阳虚型患者表现为病程较长，腹痛隐隐，时作时止，痛时喜温喜按，肛周脓液稀薄，肛门隐隐作痛，大便稀溏，或黎明即泻，食欲不振，神疲肢冷，腰酸多尿，舌质淡或胖，有齿印，苔白，脉沉或细无力。治以健脾温肾，固涩止泻，方用参苓白术散合四神丸。腹痛甚，加白芍缓急止痛；小腹胀满，加乌药、小茴香、枳实理气除满；食欲不振，可加山楂、神曲、麦芽等；虚寒盛，腹泻如水样者，可用理中汤加附子、肉桂；大便滑脱不禁，加赤石脂、诃子涩肠止泻。

**4. 肝郁脾虚**

肝郁脾虚型患者表现为每因忧郁恼怒或情志不遂而腹痛泄泻，以胀痛为主，嗳气食少，舌淡红，脉弦。治以疏肝理气，健脾和中，方用痛泻要方合四逆散。排便不畅，矢气频繁者，加枳实、槟榔理气导滞；腹痛隐隐，大便溏薄，倦怠乏力者，加党参、茯苓、炒扁豆健脾化湿；胁胀痛者，加柴胡、香附疏肝理气；有黄白色黏液者，加黄连、凤尾草、土茯苓清肠解毒利湿。

**5. 气滞血瘀**

气滞血瘀型患者表现为腹部积块软而不坚，胀痛不移，或腹部积块，硬痛不移，下痢纯血，腹痛拒按，胃纳不佳，消瘦无力，舌质紫暗，或有瘀斑，脉弦或脉细涩。治以活血化瘀，行气消积，方用少腹逐瘀汤。腹胀甚者，加枳实、厚朴；呕吐，加生赭石、半夏、竹茹、生姜等降逆止呕；有包块者，加炮山甲、皂角刺，以活血消积，软坚散结；痛甚者，加三七末（冲服）、白芍活血缓急止痛；热甚便秘者，加大黄、厚朴、金银花、黄芩、枳实等；寒甚，加干姜、附子、大黄。

## （二）诊疗特色

在中医辨证施治过程中，周教授认为，应把内镜下黏膜征象也纳入进来，使镜下微观辨证与中医宏观辨证相互印证，可以提高中医临床辨治的准确性与客观性。微观镜像辨证是对病变部位的直接观察，其实际上也是在特定角度下的辨证论治之"延伸"。内镜观察所见的主要是黏膜的颜色、光泽、形态，包括水肿、糜烂、溃疡等。镜像辨证就是对这些内容加以分析与归纳，寻找其相应的镜像特征，然后结合传统中医理论，辨其寒热、虚实、阴阳，推断其病因病机，从而确立相应的证候。在肠镜下，克罗恩病的病变多呈节段性或跳跃性，而且黏膜溃疡早期呈鹅口疮样，随后溃疡增大、融合，形成纵行溃疡和裂隙性溃疡，将黏膜分割像鹅卵石样外观。周教授认为，克罗恩病的病变多在末端回肠和临近结肠部位，且呈节段性，体现了传统中医理论"湿性重浊"的特点，末端回肠等克罗恩病易发的部位皆是湿邪易于滞留和侵蚀的部位，由于湿邪还具有流动性，因而会随着病情的延续以及肠道本身的运动而侵蚀更多的部位，从而形成纵行溃疡和裂隙性溃疡。通过肠镜观察，还可见到克罗恩病具有炎性息肉、非干酪坏死性肉芽肿或大量淋巴细胞聚集等表现。

克罗恩病病程常在数月至数年以上，反复发作中成渐进性发展，正说明克罗恩病患者脾虚的证候特点：脾虚而致机体正邪交争，相持不下而病邪缓慢发展，因而病程较长。克罗恩病常发生于青春期后期和成人期早期，在此阶段的脾虚证会有虚火的表现，在现代医学中多见于免疫系统虚性亢进。炎性息肉和肉芽肿的本质是迟发超敏反应所致的炎症，其免疫反应过程亢进而不激烈，全身反应轻微。克罗恩病各中医证型与镜下表现存在着一定的对应关系，湿热蕴结型镜下多表现为：黏膜充血、潮红，水肿明显，有糜烂、溃疡，多覆黄色脓苔；脾虚湿盛型镜下多表现为：黏膜充血、水肿，多覆白色脓苔，息肉黏膜桥多见，易发生接触性出血，血色淡红，血瘀肠络，易发生接触性出血，血色暗红。

体质是人体在先天禀赋和后天因素影响下，所形成的脏腑经络等组织的结构状态和功能状态特点，体质偏性可直接影响证候的性质。外邪伤人后，必随体质之特性而变化为病，其病机转化与人群体质有着密切关系。体质素寒之人，感受外邪，往往病从寒化，表现为伤寒病证；体质素热，感受外邪，病易从热化，表现为温热病证等。岭南地处亚热带，其特定的自然气候、地理环境、生活习俗均使该地区人体质特点具有一定的特殊性。岭南地区所处纬度较低，年平均温度较高，岭南人酿成阳热体质。阳热充盛，易损伤人体津气，又易形成气阴两虚体质。如正气不足，热邪外侵，则易生热病。岭南地域湿润多雨，明代吴又可在《温疫论》中说："南方卑湿之地，更遇久雨淋漓，时有感湿者。"湿随阳气的盛衰可异化为湿热与寒湿，但就岭南人体质的特点来看，化为湿热者居多。湿热体质感受湿热之邪，遂成湿热之证候。

因而针对岭南人多湿热体质的特点，周教授在治疗上强调健脾利湿，佐以清热解毒、敛疮止血。本病的病机多属脾胃虚弱，湿热蕴结下焦，气血壅滞，因而应通过健运中焦，充其后天，而脾胃健运，则水湿自去。因而在遣方用药上，以茯苓、白术益气健脾、利水渗湿，辅以陈皮、木香、乌药、厚朴行气以祛湿；佐以凤尾草、紫珠、三七等清热解毒、化瘀散结；秦皮、紫珠等敛疮止血；甘草健脾和中、调和诸药。诸药合用，共奏健脾利湿、解毒散结之功。

# 下消化道出血治疗经验

下消化道出血是指空肠、回肠、结肠或直肠病变所引起的出血，不包括痔疮和肛裂所引发的出血。本病属于中医学的"便血"范畴。下消化道出血在临床上主要表现为便血，轻者呈黑便或粪便潜血，当出血量较大时则会出现血便，甚者会出现休克，因此，及时科学地治疗下消化道出血尤为重要。

## 一、病因病机

张仲景首创便血的辨治理论体系，《伤寒杂病论》中有27条提出了便血的辨证论治，从病因的角度分析，可将便血分为湿热便血、实热便血、热瘀便血、阴虚便血以及虚寒便血五种，其中有阳明病邪热与久宿瘀血相搏，结于胃肠所致便血，热结膀胱所致便血，淋家误下伤津、燥热内生所致便血，少阴病过用热药导致病及趋势由寒化热所致便血等。由此可知，伤寒热病过程中出现便血的原因，不外邪热与血搏结，热邪伤阴及阴虚火旺所致，病位多在胃肠。病机方面，便血非独肛门大肠，与肺、脾、肾、小肠、大肠等多个脏腑有关。唐宗海在《血证论》中论述了大肠的生理功能，以及大肠与肺肝肾三脏的关系："大肠者，传导之官……故肝经与肠亦相干涉。"并指出便血的病因与大肠失司密不可分，与仲景对于便血的辨证相对应，唐氏在《血证论》原文中更是出"是以大肠之病，有由中气虚陷，湿热下注者，有由肺经遗热，传于大肠者，有由肾经阴虚，不能润肠者，有由肝经血热，渗漏入肠者"。其认为大肠致病有中气虚陷、肺经遗热、肾经阴虚和肝经血热四种病机。

## 二、用方用药经验及诊疗特色

### （一）分型论治

根据前人对便血的认识，周教授在总结和分析的基础上，结合临床经验，现总结如下。

**1. 中焦脾气虚寒**

中焦脾气虚寒型患者表现为面色萎黄，手足不温，心慌气短，大便稀溏，舌淡，苔少，脉沉细或虚缓等阳虚之证。治以温脾摄血，方用黄土汤，常用药物有灶心黄土、附子、白术、生地黄、阿胶、黄芩、甘草。

**2. 湿热蕴结**

湿热蕴结型患者表现便血、血色鲜红，发热口渴，舌红，苔黄腻，脉弦滑，治以清利湿热，引血归经，方用赤小豆当归散，本方尚可化瘀而养血，举血中下陷之气。

### （二）前人经验总结

便血首辨远血与近血，张仲景在《金匮要略》中指出："下血，先便后血，此远血也，黄土汤主之；下血，先血后便，此近血也，赤小豆当归散主之。"由此可知，远血是指表现为先出大便而后便血，出血部位远离肛门者，多在胃与小肠，大便色暗黑；近血是指在排便时先有便血，出血部位多在大肠或肛门，血色多鲜红。便血当具体辨证为脾气虚寒与湿热蕴结两种证型而进行论治。远血多由中焦脾气虚寒、统摄无权所致，方用黄土汤；近血多为湿热蕴结大肠，迫血下行而致，方用赤小豆当归散。正如《医宗金鉴》说"先便后血，此远血也，谓血在胃也，即古之所谓结阴，今之所谓便血也，先血后便，此近血也，谓血在肠也，即古之所谓肠澼，为痔下血，今之所谓脏毒，肠风下血也，一用黄土汤以治结阴之血，从温也；一用赤小豆当归散以治脏毒之血，从清也。"《景岳全书·血证》中亦说："血在便前者，其来近，近者，或在广肠，或在肛门；血在便后者，其来远，远者或在小肠，或在于胃，虽血之妄行由火者多，然未必尽由于火也，故于火证之外则有脾胃阳虚而不能统血者，有气陷而血亦陷者，有病久滑泄而血因以动者，有风邪结于阴分而为便血者。大都有火者多因血热，无火者多因虚滑。故治血者，但当知虚实之要。"

由此可见，古代医家在治疗便血时，一方面要判断血出现的部位；另一方面则是虚实，后世医家治便血亦未脱离这一根本大法。并且在此基础上更加重视其血之色泽、血量及性状，对其认识更加详尽。现代医学对便血的认识更加深入，如直肠以下便血，其颜色多鲜红，以肛裂、痔疮、肛管直肠损伤、直肠息肉多见，可在便前出血，也可在便后出血；直肠以上出血，血色多暗红，血常与大便相混，一般为结肠息肉、肠膜损伤，或上、下消化道病变出血，对于结肠息肉常采取手术治疗方法；同时根据其伴随症状，可进一步鉴别疾病种类，若伴随黏液或脓血，多为结、直肠肿瘤，结肠溃疡等病变。若血色暗红不与大便相混，或无大便，一般表示出血量较大，多伴气血两虚或阳脱之证，病情危重。

## （三）临证用方用药经验及特色

### 1. 注重疏肝理气调血

《金匮要略》曰："见肝之病，知肝传脾，当先实脾。"肝藏血，主疏泄，肝失疏泄而致脾不统血，因而便血。治宜疏肝理气，升阳健脾，常用的药物有人参、附子、炮姜、苍术、厚朴、地榆、升麻、柴胡。

### 2. 强调调理脾胃生血

脾胃同属中焦，主导饮食物的受纳、消化，及水谷精微的吸收、输布，脾能摄血，精血同源，脾胃运化功能正常则精血自生。《诸病源候论》曰："脾者脏也，胃者腑也，脾胃二气相为表里，胃受谷而脾磨之，二气平调则谷化而能食。"脾胃虚弱则脾气不健，脾不摄血，下注肠道表现为便血，治宜健运脾胃，益气养血，方用归脾汤，具体用药有白术、茯苓、谷芽、麦芽、人参、黄芪、当归、大枣。

### 3. 补肾固精摄血

肾为先天之本，肾精化生肾气，肾气即是元气，是生命活动的原动力。元气盛则脾气足，运化水谷精微，不断输送至肾，充养先天之精，使之生化不息。常用的药物有人参、肉苁蓉、茯苓、当归、补骨脂等。

临床上须进行病因病机的分析，运用辨病与辨证、整体辨证与局部辨证相结合的方法，综合分析，灵活处理，进行辨证施治，以不断提高临床疗效。

# 肠梗阻治疗经验

肠梗阻是外科常见急腹症之一，是指肠内容物不能正常、顺利通过肠道的一种疾病，属于中医学的"腹痛""肠结""关格"范畴。其临床症状以腹痛、腹胀、呕吐、便闭为主要特征。根据梗阻的程度，可分为完全性肠梗阻和不完全性肠梗阻，完全性肠梗阻多采用手术治疗，不完全性肠梗阻适宜中医药治疗。在非手术治疗领域中，中医药发挥了重要作用，其疗效确切，优势独特。

## 一、病因病机

中医学认为，六腑主受纳、传化，"实而不能满""传化物而不藏""降而不升"，以降为顺，以通为用。《万病回春·腹痛》记载其病因为"腹痛者，有寒、热、食、血、湿、痰、虫、虚、实九般也"。若人体因感受寒邪，过食寒凉、生冷之物，寒客于肠间，寒凝阻碍气机，肠道阻塞滞涩而不通；因腹部手术、疝气嵌顿、肠管扭转或套叠等原因，引起肠腔内容物不能顺利通过或排除，影响血供，导致痰湿、瘀血留滞；或因阳邪入里生热，热邪郁闭、食积痞滞而致肠气不通，燥屎内结；或因虫团聚集，阻滞在肠间，从而导致肠管痞结。肠腑气机不畅，不通而痛，故见腹痛；清气不升，浊气不降，故见腹胀；

肠腑传导失司，大便和肠气不能排出，故见便闭；肠道闭塞，胃肠内容物不能顺利下行，反而上逆，故见呕吐；梗阻不能解除，气滞血瘀，瘀久化热，可出现全身高热、腹痛拒按等里实热证征象；正所谓"关者下不得出也，格者上不得入也"。

# 二、用方用药经验及诊疗特色

## （一）分型治疗

治疗本病，应以"通"字立法，当以"通则不痛"为治疗原则，所谓"通"，并非单纯指攻下而言，虚则助之亦通，实则泄之亦通，热者寒之亦通，寒者热之亦通，临证之时又必须加以灵活变通。根据对肠梗阻的病因及病机的认识，周教授常分以下七型进行论治。

**1. 气血虚弱**

气血虚弱证患者可见大便秘结，脘腹胀痛，神倦少气，乏力，舌淡胖有齿痕，脉细弱。治以泄热通便，补气益血，方用黄龙汤加减，具体用药有大黄、枳实、芒硝、人参、厚朴、甘草、当归等；气阴两虚者，用新加黄龙汤加减。本证常见于腹外术后肠麻痹及麻痹性肠梗阻者。

**2. 阴虚肠燥**

阴虚肠燥证患者可见大便不通或秘结难下，伴口干口渴，午后潮热，手足心热，或盗汗，舌红裂无苔或少苔，脉细数。治以泄热通便，滋阴增液，方用增液承气汤加减，具体用药有玄参、生地黄、麦冬、芒硝、大黄等。本证常见于老年性肠梗阻及腹外术后肠麻痹者。

**3. 气滞血瘀**

气滞血瘀证患者可见腹痛阵作，胀满拒按，恶心呕吐，或钝痛，或刺痛，痛有定处，至夜发热，舌黯或有瘀点斑，脉弦或涩。治以活血行气，通腑攻下，方用桃核承气汤加减，具体用药有桃仁、芒硝、大黄、大腹皮、桂枝、败酱草、甘草等。气滞较甚者，加乌药、炒莱菔子、川楝子行气止痛；血瘀重者，加当归、赤芍、牛膝活血祛瘀；如口渴，去桂枝，加山栀以清热泻火。常见于腹部损伤和粘连性肠梗阻，以及术后大便不通者。

**4. 食积阻肠**

食积内阻，肠胃化热，症见脘腹胀痛，大便不通或秘结，嗳腐吐酸恶食，小便黄赤，舌苔黄腻，脉沉有力。治以行气导滞，攻积泄热，方用枳实导滞丸或木香槟榔丸加减，具体用药有木香、青皮、槟榔、枳壳、陈皮、大黄、黄连、芒硝、牵牛子等。常见于小儿肠梗阻因食积所致，气胀较重者。

**5. 蛔虫聚阻**

蛔虫聚阻证患者可见腹痛绕脐阵作，腹胀不甚，腹部有条索状团块，恶心呕吐，大便不通或吐下蛔虫，舌质淡红，苔薄白，脉弦。方用驱蛔承气汤加减，具体用药有大黄、枳实、芒硝、苦楝皮、郁金、木香等。腹胀明显者，治以消导积滞；驱蛔杀虫，加炒莱菔子、乌药；如发热、口渴，加山栀、金银花清热泻火。见于蛔虫性肠梗阻者。

**6. 肠腑寒凝**

肠腑寒凝证起病急骤，腹痛剧烈，遇冷加重，得温稍减，腹部胀满，恶心呕吐，无排气排便，脘腹怕冷，四肢畏寒，舌质淡红，苔薄白，脉弦紧。治以温中散寒，通里攻下，方用正气天香散加减。若寒积症状较重，加附子温阳散寒；腹痛腹冷，按之痛缓，加人参、熟附片、枳实温里祛寒，通下止痛。脾肾阳虚者，症见脘腹胀满不甚，大便不通或秘结，舌淡胖苔白，脉细弦，治以攻下冷积，温补脾肾，方用温脾汤加减，具体用药有人参、大黄、干姜、附子、甘草等。本证常见于肠扭转、肠套叠及痉挛性肠梗阻患者。

**7. 燥热内结**

燥热内结证患者症见脘腹痞满胀痛，大便不通或热结旁流，发热口渴，小便黄赤，甚者神昏谵语，大热渴饮，头痛干呕或吐棕褐色物或吐血，舌红，苔黄燥起刺，或焦黑燥烈，脉沉实。较轻者治以峻下热结，方用大承气汤加减，具体用药有大黄、枳实、芒硝、厚朴、赤芍、桃仁等；重者兼解毒凉血，方用清瘟败毒饮合大承气汤加减，具体用药有生石膏、黄连、生地黄、水牛角、栀子、赤芍、黄芩、紫草、连翘、芒硝、枳实、知母、牡丹皮、玄参、大黄、厚朴等。热毒症状较重者，加金银花、蒲公英。本证多适用于早中期绞窄性肠梗阻或出现休克者。

**（二）诊疗特色**

周教授将肠梗阻分为痞结、瘀结、疽结三个阶段。早期为痞结，多为肠腑气机不利，滞塞不通；中期为瘀结，肠腑瘀血阻滞；后期为疽结，气滞血瘀进一步发展，郁久而化热生火，热与瘀血壅积不散，血肉腐败，热毒炽盛，邪实正虚，甚至正不克邪而产生亡阴亡阳之危象。故临证应注意以下几点：①首重理气攻下。气畅则不致化热生瘀，通下则不致腑气闭绝，理气和攻下相得益彰。理气可重用川厚朴、枳壳；攻下可重用大黄、芒硝，尤其是大黄的用量，如用量不足，难以取效。但是在攻下通便之时，泻下之药不可久用，太过易伤胃肠之气，导致肠道无力运化传导，反而使病情加重。②宜早用清热化瘀，因肠梗阻整个病程均兼有热邪，并且热邪是导致疾病加重或病情反复的重要因素之一，故常治以清热解毒之法。可选用蒲公英、败酱草、红藤、黄柏、黄芩等药以解热邪。肠梗阻早期，痞结实为气滞，气滞日久可致血瘀，而瘀结、疽结本有血瘀，故活血化瘀也为常用的治疗肠梗阻的方法，须尽早使用活血化瘀之品，可阻截肠梗阻患者病情向瘀结、疽结阶段发展，从而防止病情进展、恶化。

另外，对于年老体弱肠梗阻患者，其病机常以正虚为本，腑气不通为标，其病机常表现为虚、闭。临证治疗虽在于解决腑实证，但也需同时兼顾扶正。扶正攻下，标本兼顾。

辨证使用中药内服，配合中药灌肠可以达到事半功倍的效果。临床上常用大承气汤治疗，方中大黄通里攻下，厚朴、枳实行气消胀，芒硝祛瘀止痛，常配伍黄芪健肺脾之气，赤芍凉血行瘀止痛，疗效确切。

# 结直肠息肉治疗经验

结直肠息肉是指来源于上皮，隆起于肠黏膜并向肠腔内凸出的赘生物，可发生于结直肠的任何部位，分为肿瘤性和非肿瘤性两大类。前者统称为腺瘤，属于上皮内瘤变范畴，其他非肿瘤性息肉（包括错构瘤性息肉、炎症性息肉和增生性息肉）统称为息肉。作为公认的大肠癌前病变，大肠腺瘤以腹泻、腹痛、便秘、便血，或伴有里急后重感，或伴有黏液为主要临床症状。我国结直肠癌发病率有逐年上升的趋势，绝大多结肠癌是由腺瘤癌变而来，癌变率为9.4%~33.71%，严重危害公众健康。除了癌变，大肠腺瘤术后易于复发是也是亟待解决的重要临床问题，术后随访显示，息肉再检出率可高达86%。

中医关于大肠息肉的病名尚无统一定论，常将其按临床主要表现，归于相关疾病进行诊治，根据临床表现，大肠息肉当属于中医学"肠覃""积聚""肠瘤""肠澼""泄泻""腹痛""便血"等范畴。结直肠息肉的西医临床治疗以内镜下切除为主，而中医以辨证汤药治疗为主。周教授治疗结直肠息肉有其独特的临床经验。

# 一、病因病机

中医关于大肠息肉的病名尚无统一定论，但周教授在古代相关认识的基础上，对大肠息肉的病因病机有其更为全面和深刻的认识。周教授认为，肠息肉的形成，其基本的病理变化为正气内虚，脾气虚弱，或感受外湿，或湿浊内生，聚而生痰，因痰湿而致血瘀，气滞、血瘀、痰湿相互交结于肠道，日久积聚为有形之块而成息肉。其中，脾虚、痰湿、瘀血是本病发生的关键病理因素。病变早期，湿浊阻滞肠道，从寒化为寒湿，从热化为湿热，致肠道气机不利，则有泄泻、便秘、腹痛等证，随着疾病进展，痰湿内生，瘀血内结，痰湿瘀血互结于肠道，损伤肠道脉络，则可见便血；随着进一步变化，痰湿瘀血交结于肠道，瘀毒内生，而发生虚损癥瘤。

### 1. 感受外邪，内舍肠腑

大肠息肉乃赘肉，形成因素与湿热相关。周教授指出，岭南地区多湿多温，而久处湿温之地，内湿与外湿相因，湿气困阻，脏腑功能失调，聚湿成痰，再加之外部湿温之气作用于人体，痰湿与热交结，易成痰湿和湿热。气候潮湿，外湿引动内湿。湿邪重浊黏滞，侵犯人体，留于肠道而不去，聚久生痰，或湿郁化热，湿热相熬，煎炼成痰，随成痰热湿邪，困阻脾阳，脾失健运，遂成生痰，生成息肉。综上，湿邪外袭，犯其所恶，脾被湿困，水湿不运，逐渐生痰，湿聚生热，热与痰结，形成湿热。

**2. 饮食不节，内伤脾胃**

周教授指出，饮食失节，过嗜膏粱酒醴，则影响脾胃的运化功能，致使痰湿、痰热内停，导致息肉产生或加重病情。对此，历代医家多有论述，如《张氏医通》《医学集成》《寿世传真》等医籍分别指出"饮啖过度，好食油面猪脂""膏粱过度""过嗜肥甘""过嗜醇酿"等，均易造成肠胃损伤而生湿热。

由此，周教授认为，大肠息肉是肠"积"的病理表现之一，主要病因与饮食不节、人体正气虚损、感受外邪有关，病理机制是痰湿蕴结、气滞血瘀。

# 二、用方用药经验及诊疗特色

## （一）分型治疗

根据周教授经验，结直肠息肉常见湿热瘀阻型、脾虚夹瘀型和气滞血瘀型。

### 1. 湿热瘀阻

主症：可伴有便血，色暗红或鲜红夹瘀块，或伴腹痛，痛有定处，舌淡红或淡暗，可见舌底脉络迂曲或有瘀斑，苔黄或黄腻，脉细涩。以清热祛湿化瘀为法，方药：槐角丸加减，常用药物：槐花、地榆、苍术、薏苡仁、牛膝、牡丹皮、白花蛇舌草、蒲公英、三七粉（冲服）。

### 2. 脾虚夹瘀

主症：疲倦，乏力，或伴纳呆、便溏，可伴便血色淡红，有时夹有瘀块，舌淡红或淡暗，可见舌底脉络迂曲或有瘀斑，苔白或白腻，脉细或弱，欠流利或涩。以健脾化湿祛瘀为法，以参苓白术散加减，常用药物：党参、茯苓、白术、扁豆、陈皮、怀山药、薏苡仁、炙甘草、田七粉（冲服）。

**3. 气滞血瘀**

主症：时有腹部胀痛，情绪不畅可诱发，便后则舒，舌淡红或淡暗，可见舌底脉络迂曲或有瘀斑，苔薄，脉弦涩。以行气化瘀为法，以柴胡疏肝散加减，常用药物：柴胡、炒白芍、枳壳、陈皮、炙甘草、香附、田七粉（冲服）。

## （二）用方用药经验及诊疗特色

**1. 用方用药经验**

周教授认为，脾虚湿瘀是大肠息肉疾病发生发展的关键病理机制，健脾祛湿化瘀是治疗大肠息肉的基本治则，贯穿在疾病治疗的各个环节。因此，在治疗上应以清热化湿、解毒化瘀为主要原则。临床上如证候以湿邪阻滞为主，治疗当以行气化湿解郁为主，可用平胃散加行气化湿导滞之品；如证候偏于瘀血阻滞，则应以地榆散为主治疗，并酌加凉血活血之品；脾虚夹瘀型常见于久病不愈，素体虚弱。气虚夹瘀是本病的基本病机形式，在祛邪同时应注意扶正，扶正是为了更好地祛邪。补益药选用以平补为宜，祛瘀多选择三七、丹参等。肠道湿热型在大肠息肉病中也较为常见，且与瘀血证候夹杂。临床症见腹胀腹痛，便秘大便黏液，泻下秽臭黏滞，或大便带血，舌质偏暗，舌苔黄腻。此为湿热夹瘀，治疗时应清利湿热，兼以化瘀。

**2. 诊疗特色**

（1）中西结合，各展特长

周教授指出，内镜下一旦发现结直肠息肉，应尽早摘除。而既往的文献研究显示，单纯在西医内镜下治疗大肠息肉，并不能降低其复发率及癌变率，周教授认为，中医药对肠息肉的干预的意义便体现在此：中医中药在降低大肠息肉复发率及阻断其癌变进程具有重要意义。《素问·四气调神大论》亦云："是故圣人不治已病治未病，不治已乱治未乱，此之谓也。"周教授指出，大肠息肉"增生－腺瘤－癌"的疾病进展，可对应中医"脾虚湿阻－因湿致瘀－湿痰瘀互结"的证候演变过程。因此，脾虚湿阻阶段的早期干预，是预防疾病发生的关键时期；脾虚湿瘀阶段的中期干预，是预防疾病进展和复发的关键时期。

脾胃乃气机升降之枢纽，气血生化之源，若胃强脾健，水津四布，三焦通利，六腑化谷，则精血充盛，百病不生。如《素问·至真要大论》"诸湿肿满，皆属于脾"之谓也。周教授在调治内镜术后患者，多选用参苓白术散化裁，补中气，渗湿浊，行气滞，强土固本，以达养正消积之目的。临床若症见里寒而腹痛者，加干姜、肉桂温中祛寒；若中虚日亏，阴虚而便秘患者，加炙黄芪、全瓜蒌、杏仁、玄参、麦冬，可增强培土生金之力，宽胸理气，提壶揭盖，增水行舟；若症见畏寒怕冷、四肢不温者，加巴戟天、肉豆蔻、桂枝，以温经通络，补肾扶脾；若湿热蕴结，痰瘀阻滞，病情缠绵不愈，或息肉增生、恶变者，随症化裁加猫爪草、三棱、莪术，以破血消癥，化痰散结，或加乌梅、僵蚕、珍珠粉祛腐生肌，制大黄活血祛瘀、通降腑气，同时配合抗肿瘤、抑制恶性细胞增生药物，如败酱草、蜂房、白花蛇舌草、山慈菇、穿破石等。

（2）饮食摄生，调畅情志

大肠息肉是癌前病变之一，其发生与多种因素相关。周教授指出，近年来，人们对精细食品、动物脂肪和蛋白质的摄取量明显增多，即高脂肪、高蛋白、低纤维素饮食，饮食偏肥甘厚味、抽烟、嗜茶也可以助湿生痰；加上饮食时间缩短，息肉发生率升高。因此，平时应该注意饮食清淡，少吃或不吃此类食物。

周教授常向患者讲解不良情绪对疾病的负面影响，使患者保持良好心态，树立战胜疾病的信心。一方面，对患者从心理上进行安慰；另一方面，则适当应用养心安神之品，如夜交藤、合欢皮、五味子、酸枣仁等。他还要求患者科学饮食，禁烟戒酒，忌食辛辣生冷之品。

# 下消化道肿瘤治疗经验

大肠癌是常见的恶性肿瘤之一，其发病率呈逐步上升的趋势。在我国，中医药是大肠癌术后和放、化疗后患者的一种重要的治疗方式，同时，对丧失手术及放化疗机会的患者也起到了一定的作用。中医对提高患者的生存质量、生存率有重要作用。

# 一、大肠癌的病因病机

在中医古籍中，大肠癌属于"肠覃、肠癖、积聚、脏毒、肠风、锁肛痔"等范畴。中医认为大肠癌的病因病机多为饮食不节、嗜食肥甘厚腻，湿热内蕴；或因忧思抑郁，七情所伤，气滞血瘀；或久泻久痢、外邪入里，损伤脾胃，脾虚失运，痰湿留滞，湿热痰瘀交阻，经脉壅滞，久聚成块，下结大肠，形成肿瘤。《灵枢·水胀》曰："肠覃何如？岐伯曰：寒气客于肠外，与卫气相搏，气不得荣，因有所系，癖而内着，恶气乃起，瘜肉乃生。其始生也，大如鸡卵，稍以益大，至其成，如怀子之状，久者离岁，按之则坚，推之则移，月事以时下，此其候也。"元代朱震亨《丹溪心法》云："脏毒者，蕴积毒久而始见。"张景岳在《景岳全书》中指出："脾肾不足，及虚弱失调之人，多有积聚之病。"《医宗金鉴》认为："发于内者，兼阴虚湿热，下注肛门……刺痛如锥。"指出该病的发生与外邪侵袭及正气不足关系密切。

综上所述，大肠癌是全身性疾病的局部表现，通常为本虚标实之证。其发病机理是脾虚湿毒瘀阻，脏腑虚弱、正气亏虚、无力抗邪是其本；由于正气不足，脏腑功能失调，导致气滞、血瘀、湿热、寒湿、热毒积聚而成，为其标。其病位在肠，与脾、胃、肾、肝关系密切。总之，大肠癌分类不外乎虚实两类：虚者，脾肾胃虚也；实者，湿热瘀毒也。大肠癌早期偏湿热、气滞、血瘀；晚期多偏气血亏虚、脾肾阳虚、肝肾阴虚。因此，在临床治疗过程中需标本兼顾，方能获得良效，并且患者证候错综复杂，单一证型者少见，治疗时当需根据患者的临床症状，从整体上把握，辨证分析，灵活组方。

# 二、用方用药经验及诊疗特色

## （一）分型治疗

### 1. 益气扶正

正如《黄帝内经》所云："正气存内，邪不可干。""邪之所凑，其气必虚。"肿瘤的发生发展也和正气不足息息相关，其发病大多由于机体正气亏虚，邪气乘虚而入，浊邪化生癌毒。从另一方面来说，当人体的内环境平衡性和稳定性遭到破坏，例如内分泌失调、免疫力下降等，外因如生物、化学、物理等各种致癌因素才会在人体内起作用，使正常细胞发生基因突变，从而导致肿瘤的形成，故正气虚是肿瘤形成的前提条件。李中梓《医宗必读》云："积之成也，正气不足，而后邪气居之。"同时，正气不足也是邪毒耗伤的结果。随着恶性肿瘤病情的进展，患者常逐渐出现虚衰的症状，有些患者就是以贫血、消瘦为首发症状而就诊。依据辨病辨证相结合的原则，运用扶正培本法抑癌治疗，以四君子汤加黄芪、当归、山药、大枣等治疗，效果显著。本法可缓解或减轻患者症状，提高生活质量，延长其生存期，还可减少放化疗后的毒副反应等。在临床上，大多数肠癌患者是在经过手术和放化疗治疗后，机体受到不同程度的损伤，从而导致其免疫功能降低，正不胜邪。故中医药治疗应重视扶正培本，即便患者癌毒亢盛，治疗上也应考虑到其机体已经受到打击，避免攻毒太过以伤正气。中医强调扶助正气，以人为本，既要治瘤，又要保命。

### 2. 健脾益胃

脾胃为后天之本，气血生化之源。尤其对于晚期患者，病后脾胃运化失健，化源不足，再加上经手术或放化疗后，导致食欲不振、神疲乏力、消瘦、腹胀、便溏或秘结等，需及时调理脾胃，以逐步恢复正气，抗邪有力。所谓"有胃气则生，无胃气则死""得谷则昌，失谷则亡"，就是这个道理。张景岳曰："人之气血，犹源泉也，盛则流畅，少则壅滞，故气血不虚则不滞，虚则无有不滞者。"所以临床上要始终注重健脾益胃，顾护胃气。

周教授认为，扶正祛邪时要控制祛邪药物的剂量及药味，避免败胃伤阳；肿瘤患者虽病情日久伤正，损伤脾胃，但治疗时不可大剂量施以滋腻峻补之品，以免欲速则不达；要注意疏通，防止壅滞，醒脾开胃，使补而不腻，滋而不滞，可用六君子汤加减，缓缓补之，常用药物如陈皮、砂仁、藿香、佩兰、炒山楂、白豆蔻、麦芽、谷芽、神曲等健脾和胃，化湿行气。若晚期肿瘤患者胃肠功能差，恶心呕吐，不能进食，中药汤剂难以服下时，尽量不用对胃有刺激性的药物，尽量不开大处方，药液尽量浓煎。若仍不能口服，则可保留灌肠，以发挥其应有的治疗作用。

### 3. 活血化瘀，化湿解毒

活血化瘀法是中医治疗癥积的传统治法，而痰浊、瘀血、湿热、瘀毒积滞是发生癌证的主要病理机制。症见腹部可触及包块，腹胀腹痛，或腹部刺痛或绞痛，痛有定处，里急后重感，便下黏液脓血，皮肤发黑，有紫斑，皮肤粗糙或肌肤甲错。清代王清任在《医林改错》中说："气无形不能结块，结块者必有形之血也。"代表方剂为膈下逐瘀汤、血府逐瘀汤；清代高秉钧在《疡科心得集》中指出："瘿瘤者，非阴阳正气所结肿，乃五脏瘀血，浊气痰滞而成也。"治以清利湿热，理气活血，行瘀解毒，祛瘀生新，常用的药物有桃仁、红花、黄芩、黄连、莪术、三棱、苦参、秦皮、水蛭、王不留行、丹参、穿山甲、白花蛇舌草、败酱草、赤芍、当归、姜黄、郁金等。当然，每个大肠癌患者体质不尽相同，在疾病不同阶段，临床症状亦不同，治疗方法也不一样，在扶正祛邪为主的治疗原则下，应辨证施治，根据患者的具体情况，针对不同体质，适当加减药物。

### 4. 益气养阴

当大肠癌发展到中晚期时，因疾病长期存在会对肝肾功能产生影响，往往正气耗损，饮食渐少，倦怠乏力，此时往往已气阴并损，气血两虚。然而胃为阳土，体阳用阴，性喜润恶燥，主降，为多气多血之器官，所以湿热邪毒更易耗伤气阴。大肠癌患者常因疾病本身的恶化或手术、放化疗后，耗伤人体的气血津液，故临床上常表现出肠道津亏之便秘证候。治疗应该以滋补肝肾、益气养阴为原则，以维持阴阳平衡。常用药物为麦冬、太子参、沙参、女贞子、石斛、百合、生地黄、鳖甲、五味子等。

## （二）诊疗特色

目前大肠癌在我国恶性肿瘤中的发病率上升至第三位。大肠癌的早期临床症状不明显，通过电子结肠镜检查能早期筛查大肠肿瘤，但我国肠镜的普及率低。所以周教授认为，肠镜检查的普及是一个重要手段，以体现"治未病"思想，一旦发现大肠肿瘤，需积极采取中西医结合治疗方法，即使肿瘤不能通过外科手术切除，也可提高患者的生活质量。

周教授认为，对于大肠癌患者的治疗，处处以益气扶正为主，配合健脾益胃、活血化瘀、化湿解毒、益气养阴等法，坚持扶正与祛邪结合，辨证与辨病结合，整体与局部结合。扶正祛邪，攻补兼施，调理阴阳，从而调节人体脏腑功能，提高机体免疫力，增强身体的抗癌能力，并重视"治未病"，即未病先防，既病防变，愈后防复。并且肿瘤患者的调理是一个漫长的过程，需长期治疗，才能达到"阴平阳秘"的效果。

在药物治疗的同时，饮食调护也显得尤其重要。患者应少吃动物内脏、高脂肪食品，忌食用霉变食物、腌制熏腊食品。饮食宜用富含纤维素、清淡新鲜、容易消化的食物，还须注意营养全面、粗细搭配、晕素搭配，多食水果蔬菜和富含维生素之品，多餐少食，并保持大便通畅。

# 慢性乙肝治疗经验

乙型病毒性肝炎属于中医学"黄疸""肝着""胁痛"等范畴。中国人群中乙型病毒肝炎感染率高达9.09%。在乙型病毒性肝炎人群中，20%～30%最终会发展为肝功能衰竭、肝硬化和肝癌，并导致患者死亡，严重危害人民健康，带来沉重的社会和经济负担。中医药在治疗乙肝方面本着以人为本的基本原则，在保肝降酶、抗肝纤维化、调节免疫等方面，可以弥补现代医学的许多不足之处，还可以有效地改善患者的症状体征，并且用药后不良反应少，治疗费用低，使用也比较方便，现在已经成为治疗乙肝患者及 HBV 携带者的主要方法之一。

# 一、病因病机

## 1. 瘀血、湿热互结中焦是其重要病机

乙肝病毒属中医"疫毒"范畴。周教授认为，疫毒多为湿热之邪。慢性乙肝系湿热疫毒之邪留恋，迁延日久，耗伤正气所致。由于病邪的多重致病特性和患者机体素质的差异，疫毒侵入人体后其病理演变也颇为复杂，临床表现各异。疫毒内侵，化生湿热，壅阻中焦，致肝失条达，肝气郁滞，横逆犯脾，而见湿热中阻与肝郁脾虚之证；热为阳邪，灼伤肝肾之阴则见肝肾阴虚之证；湿热内阻最易使气血运行失畅而致脉络瘀阻，故本病多见瘀血阻络之兼证。湿热相合作祟，湿性缠绵，致使疾病迁延难愈。

黄疸的发病过程始终离不开瘀血、湿热两端。《素问·六元正纪大论》说："湿热相薄……民病黄瘅。"湿热之邪，侵入人体，湿热相搏，阻滞中焦，肝胆失疏，肝血内阻，瘀热互结，阻碍气机，上不能越，下不得泄，胆汁不能循其常道，下注膀胱，逆于血分，溢于体表，发为黄疸。正如《金匮要略》所言"脾色必黄，瘀热以行"，就强调了黄疸发病与瘀热密切相关，瘀热互结越深则黄疸越重。周教授认为，黄疸病位在肝胆，与脾、胃、肾三脏密切相关，其病机总结为肝郁脾湿久结不解，肝胆疏泄失常，瘀热互结于中焦，日久湿热之邪灼伤肝肾之阴，终致肝肾阴亏，其病势缠绵难愈。临床特点表现为本虚标实，虚实夹杂。实证以湿、热、郁、瘀为主，兼有脾、肝、肾三脏的虚损；虚证以脾气亏虚，肾阴虚为主，兼有湿、热、郁、瘀之邪。其病机特点以瘀热互结、肝郁脾虚、肝肾阴虚为主。

## 2. 脾胃虚弱是其发病内因

《素问·遗篇刺法论》说："正气存内，邪不可干。"周教授指出，黄疸发病多由禀赋脾胃虚弱，加之感受外界湿热疫毒而发；或感受母亲先天胎毒所致。并认为感受外邪后是否发病的关键，主要在于中焦脾胃运化功能是否正

常。若脾胃运化功能正常，湿热之侵入机体后容易被消除，则不会发黄；若脾胃虚弱，运化失常，湿热邪气侵入人体不被及时清除，与瘀血互结，发为黄疸。因感邪轻重及感邪后正邪交争的结果不同，发病时间或早或晚，或终身不发病。但长期饮酒、过度疲劳或不良情志刺激，均可使本病诱发或加重。

## 二、用方用药经验及诊疗特色

病毒性肝炎的治疗，急性期以治标为主，慢性期宜标本兼治。急性黄疸型以清热利湿退黄为主；无黄疸型以健脾利湿行气为宜；慢性肝炎多以清热利湿、健脾疏肝、滋养肝肾、活血化瘀、温补脾肾为原则。

### （一）分型治疗

#### 1. 急性黄疸型肝炎

（1）阳黄

①热重于湿

证候特点：身目俱黄，黄色鲜明如橘色，口干口苦，恶心厌油，脘腹胀满，大便秘结，小便黄赤，舌红，苔黄腻，脉弦数或滑数。

治法：清热利湿，解毒退黄。

代表方剂：茵陈蒿汤加减。

基本处方：茵陈 30g，栀子 10g，大黄 6g，黄芩 10g，金钱草 20g，蒲公英 15g，板蓝根 20g，赤芍 15g，虎杖 15g，滑石 10g，车前草 15g。每日 1 剂，水煎服。

加减：若恶心呕吐明显者，加竹茹 10g，黄连 6g，以清热止呕；腹胀甚者，加厚朴 10g，枳实 10g，以行气化湿消积；皮肤瘙痒者，加苦参 10g，白鲜皮 10g，以燥湿清热止痒。

②湿重于热

证候特点：身目俱黄，面色晦暗不鲜明，头重身困，倦怠乏力，胸脘痞闷，纳呆便溏，舌苔厚腻微黄，脉弦缓或濡缓。

治法：利湿清热，健脾和中。

代表方剂：茵陈五苓散加减。

基本处方：茵陈 30g，白术 10g，厚朴 10g，薏苡仁 15g，茯苓 15g，猪苓 15g，泽泻 10g，藿香 10g，佩兰 10g，黄芩 10g，车前子 10g（包煎）。每日 1 剂，水煎服。

加减：恶心厌油重者，加竹茹 10g，法半夏 10g，以清热燥湿，和胃止呕；纳呆食少者，加白豆蔻 6g，谷芽、麦芽各 10g，以芳香宣中，化湿醒脾开胃；便溏甚者，加木香 6g，黄连 10g，以清热燥湿行气。

（2）阴黄

证候特点：身目发黄，色泽晦黯，形寒肢冷，大便溏薄，舌质淡，舌体胖，苔白滑，脉沉缓无力。

治法：温阳散寒，健脾利湿。

代表方剂：茵陈术附汤加味。

基本处方：茵陈 30g，白术 10g，制附片 6g，干姜 6g，茯苓 15g，猪苓 15g，薏苡仁 15g，泽泻 10g。每日 1 剂，水煎服。

加减：若湿阻气滞，腹胀较甚者，加大腹皮 10g，木香 6g，以行气宽中利湿；皮肤瘙痒者，加秦艽 12g，地肤子 12g，以燥湿止痒；黄疸消退缓慢者，加丹参 15g，泽兰 15g，虎杖 15g，赤芍 20g，以增强活血解毒、利湿退黄之功。

**2. 急性无黄疸型肝炎**

（1）湿阻脾胃

证候特点：脘闷不饥，肢体困重，倦怠嗜卧，或见浮肿，口中黏腻，大便溏泻，苔腻，脉濡缓。

治法：健脾益气，理气化湿。

代表方剂：藿朴夏苓汤加味。

基本处方：藿香 10g，厚朴 10g，法半夏 10g，茯苓 15g，砂仁 6g，白豆蔻 6g，薏苡仁 15g，陈皮 10g，木香 6g。每日 1 剂，水煎服。

加减：若腹胀甚伴浮肿者，加大腹皮 15g，车前子 15g，以行气导滞，利水消肿；纳差者，加鸡内金以健脾开胃，消积导滞；便溏甚者，加白扁豆

10g，莲子肉 15g，以健脾渗湿。

（2）肝郁气滞

证候特点：胁肋胀痛，胸闷不舒，善太息，情志抑郁，不欲饮食，或口苦喜呕，头晕目眩，脉弦，苔白滑；妇女月经不调，痛经或经期乳房作胀。

治法：疏肝解郁，活血解毒。

代表方剂：逍遥散加减。

基本处方：柴胡 12g，当归 10g，白芍 10g，茯苓 15g，白术 10g，香附 15g，陈皮 10g，夏枯草 15g，板蓝根 20g，郁金 10g，丹参 15g，虎杖 20g。每日 1 剂，水煎服。

加减：若胁痛明显者，加川楝子 10g，延胡索 15g，以行气化瘀止痛；纳差、腹胀者，加炒鸡内金 10g，焦山楂、焦麦芽、焦神曲各 10g，以行气消滞，开胃健脾；失眠多梦者，加炒酸枣仁 15g，百合 15g，以养阴安神。

**3. 慢性病毒性肝炎**

（1）湿热中阻

证候特点：胁胀脘闷，恶心厌油，纳呆，身目发黄，色泽鲜明，尿黄，口黏口苦，大便黏滞臭秽或先干后溏，口渴欲饮或饮而不多，肢体困重，倦怠乏力，舌苔黄腻，脉象弦数或弦滑数。

治法：清热利湿，活血解毒。

代表方剂：茵陈蒿汤加味。

基本方剂：茵陈 20g，栀子 6g，大黄 5g，金钱草 15g，板蓝根 20g，黄芩 10g，蒲公英 15g，虎杖 20g，金银花 20g，车前子、甘草各 10g。每日 1 剂，水煎服。

加减：胸脘闷甚或大便不爽者，加全瓜蒌 12g，法半夏 10g，黄连 6g，以宽中行气；恶心呕吐甚者，加竹茹 10g，黄连 6g，以清热止呕；纳呆不饥者，加谷芽、麦芽各 10g，以消积化滞，开胃健脾。

（2）肝郁脾虚

证候特点：胁肋胀满疼痛，胸闷太息，精神抑郁，性情急躁，纳食减少，口淡乏味，脘痞腹胀，午后为甚，少气懒言，四肢倦怠，面色萎黄，大便溏泻或食谷不化，每因进食生冷油腻及不易消化的食物而加重，舌淡苔白，脉沉弦。

治法：疏肝理气，健脾和中。

代表方剂：逍遥散合四君子汤加减。

基本处方：柴胡10g，当归10g，白芍10g，茯苓15g，白术10g，甘草6g，丹参15g，枳壳10g，虎杖15g，金银花20g。每日1剂，水煎服。

加减：若胁痛明显者，加川楝子10g，郁金10g，以行气止痛；胁痛固定，痛如针刺，可加红花6g，延胡索20g，以活血祛瘀止痛；脘痞腹胀甚者，加佛手10g，砂仁6g，生麦芽10g，以行气消滞除痞胀；体倦乏力者，加太子参15g，以补气生津。

（3）肝肾阴虚

证候特点：右胁隐痛，劳累尤甚，或有灼热感，头晕耳鸣，两目干涩，口燥咽干，失眠多梦，潮热或五心烦热，腰膝酸软，鼻齿出血，女子经少经闭，舌体瘦质红少津，或有裂纹，苔少，脉细数无力。

治法：养血柔肝，滋阴补肾。

代表方剂：一贯煎或六味地黄丸加味。

基本处方：生地黄20g，沙参15g，麦门冬15g，当归10g，枸杞子10g，川楝子10g，牡丹皮10g，五味子10g，女贞子10g，酸枣仁10g，白茅根20g，虎杖20g。每日1剂，水煎服。

加减：胁痛明显者，加郁金10g，延胡索20g，以行气活血止痛；午后低热者，加地骨皮10g，百合15g，以清热养阴；纳差者，加炒谷芽、炒麦芽各10g，山楂10g，以开胃健脾。

（4）瘀血阻络

证候特点：面色晦黯，或见赤缕红丝，肝脾大，质地较硬，蜘蛛痣，肝掌，女子行经腹痛，经水色黯有块，舌黯或有瘀斑，脉沉细涩。

治法：活血化瘀，散结通络。

代表方剂：膈下逐瘀汤加减。

基本处方：柴胡10g，枳壳10g，白芍10g，当归10g，桃仁10g，红花9g，乌药 10g，川芎 10g，香附 15g，牡丹皮 10g，甘草 6g，丹参 10g，虎杖 20g。每日 1 剂，水煎服。

加减：胁肋刺痛明显者，加川楝子 10g，延胡索 15g，以行气止痛；肝脾大明显者，加生牡蛎 20g（先煎），夏枯草 15g，炙鳖甲 15g（先煎），以软坚散结消积；鼻出血者，加白茅根 20g，三七粉 1.5g（冲服），以凉血止血；兼有痰浊湿热者，加法半夏 10g，陈皮 10g，以燥湿化瘀；气阴两虚倦怠少力者，加太子参 15g，黄芪 10g，以益气养阴。

（5）脾肾阳虚

证候特点：畏寒喜暖，精神疲倦，四肢不温，面色不华或晦黄，少腹腰膝冷痛，食少脘痞，腹胀便溏，甚则滑泄失禁，下肢水肿，甚则水臌，舌淡胖，有齿痕，苔白或腻，脉沉细或弱。

治法：温补脾肾，通阳化湿。

代表方剂：附子理中丸合五苓散加减。

基本处方：党参 10g，生黄芪 15g，白术 15g，干姜 5g，制附子 6g（先煎），桂枝 6g，山药 15g，茯苓 15g，猪苓 15g，泽泻 15g，炙甘草 6g，丹参 15g，桑寄生 12g。每日 1 剂，水煎服。

加减：腹胀甚者，加厚朴 10g，白豆蔻 5g，以行气畅中；便溏甚者，加白扁豆 10g，木香 6g，以健脾利湿行气；尿少腹水者，加车前子 20g，冬瓜皮、冬瓜子各 15g，以利水消胀。

## （二）诊疗特色

### 1. 清热祛湿为治疗大法

急性乙型病毒性肝炎或慢性乙型肝炎急性发作均以邪实为主，表现为胁痛腹满、身目俱黄、舌红苔黄腻等一派湿热之象。《金匮要略·黄疸病脉证并治》说："诸病黄家，但利其小便。"提出了利小便为黄疸的治疗大法。在运用清热除湿法时，又必须掌握好辨证要点，如辨明湿与热的偏盛和消长变化，辨兼夹的各种病理因素，辨正气受损的部位和程度等，由于病机不同，临床症状各异，故在运用清热除湿法时，必须随症加减，分清主次，才能获得满意的疗效。周教授认为，治疗乙肝除清热利湿解毒外，不忘活血化瘀、健脾扶正。多选用茵陈、泽泻、半枝莲、蒲公英、白花蛇舌草、金钱草等清热利湿解毒；丹参、郁金、赤芍等活血化瘀；白术、茯苓健脾扶正。缓则扶正祛邪并重：在黄疸发病初期，如未得到及时有效的治疗，致湿热缠绵不去，正邪交争，正虚邪实，瘀热之邪留恋不解，影响到肝脾的脏腑功能，形成慢性迁延性肝炎。肝主疏泄，调理一身气机，肝郁则乘脾克胃，出现肝郁脾虚之候，表现为烦躁易怒、倦怠食少、脉弦细等。周教授认为，治肝当先实脾，脾旺则中气充足，脾胃才不受肝气克乘，故治疗以健脾疏肝扶正、祛瘀利湿并重。常选白术、茯苓、炙甘草、神曲健脾祛湿；选用醋香附、郁金、青皮、陈皮、姜黄等疏肝理气；用丹参、赤芍、鸡血藤等活血化瘀。气虚甚者此方加黄芪、党参；脾虚湿盛者，加苍术、薏苡仁、土茯苓等。后期注重补益肝肾：黄疸后期，湿热之邪灼伤阴血，形成肝肾亏虚、阴血不足之证，表现为胁肋隐痛、腰膝酸痛、舌红少苔等。周教授认为，水木同源，治疗需肝肾同补，疗效更佳，黄疸后期虽有肝肾阴亏之象，但仍不忘祛湿活血，故往往选择生地黄、黄精、白芍、山茱萸、山药、五味子等滋补肝肾、益阴养血之品；黄芪、苍术、白术、陈皮等祛湿健脾；丹参、郁金活血祛瘀。周教授认为，滋阴是扶正，祛湿是祛邪，不可将阴液与湿邪混为一谈，对临床中认为"滋阴助湿，祛湿伤阴"的认识持有不同见解。

**2. 重视活血化瘀**

周教授认为，活血化瘀法应贯穿于乙型病毒性肝炎治疗的始终。脾为太阴湿土，统摄血液，热陷血分，致瘀热互结，乃发为黄，肝为藏血之脏，主疏泄，体阴用阳，肝之为病则最易致血瘀，说明黄疸发病，在气有之，重在血分，治疗时必用活血祛瘀之品，丹参和郁金均为周教授活血化瘀法的常用配伍药对。慢性乙型肝炎患者临床常表现有肝区刺痛、面色晦暗、舌质暗淡，有瘀斑、瘀点，舌下络脉曲张等血瘀体征，或没有明显的瘀血证表现，但在临床治疗中均配伍活血化瘀之品。全国名老中医关幼波曾指出"治黄必治血，血行黄易却"，对乙型病毒性肝炎的活血化瘀治法提供了可循依据，确为认识深刻。临床中对于顽固性黄疸、胆红素长期升高不降者，必加桃仁、红花、三棱、莪术、姜黄等破血逐瘀之品，往往收到良好的退黄效果。对于疾病后期，久病入络者，则加入丹参、鸡血藤、等化瘀通络药物，防止疾病进展。

### 3. 注重保护胃气

"有胃气则生，无胃气则死"。周教授认为，保护胃气是中医治疗黄疸病的必要前提。黄疸病治疗一般病程相对较长，且药物偏于苦寒，容易伤及胃气，故在处方时每加炒麦芽、炒建曲、炒谷芽、木香、焦山楂等醒脾和胃之品，不轻易用大苦、大寒败胃之药，时刻不忘固护胃气。

### 4. 重视药对

周教授在处方用药时常用对药，且多为性味功效相近、能协同作用、加强疗效者。赤芍配白芍，赤芍清热凉血，活血散瘀，泻肝火；白芍养血敛阴，柔肝止痛，养肝阴，一散一敛，一泻一补，养血敛阴和散瘀止痛的力量增强。太子参配白术，益气健脾，补养气血。炒麦芽配鸡内金，二药伍用，启脾之力倍增，以升发胃气，疏肝解郁，开胃口、增食欲。丹参配郁金，活血祛瘀，凉血行气解郁，利胆退黄，促进肝功能好转，并使肿大的肝脾缩小变软。虎杖配白花蛇舌草，清热解毒，利湿退黄。生薏苡仁配茯苓，利水渗湿，健脾止泻。茵陈配田基黄，清热利湿退黄。炒枳壳配炒莱菔子，理气消胀，化痰消积。女贞子配墨旱莲，女贞子补肾滋阴，养肝明目，强健筋骨，乌须黑发；墨旱莲养肝益肾，凉血止血，乌须黑发；二药伍用有顺应阴阳之妙用；二药均入肝、肾两经，相须为用，补肝肾、凉血止血等功效增强。枸杞子配生地黄，滋补肝肾阴血。沙参配麦冬，养阴生津，润燥止渴。生黄芪配党参，黄芪偏于阳而实表，党参偏于阴而补中，二药相合，一里一表，一阴一阳，相互为用，益气之力更宏，共奏扶正补气之功。广郁金配鸡内金，消食和胃，活血行气解郁，化结石。丹参配牡丹皮，牡丹皮长于凉血散瘀，清透阴分伏火，丹参善于活血化瘀，祛瘀生新，二药伍用，凉血活血、祛瘀生新、清透邪热之力增强。

周教授治疗黄疸，实证以清热利湿、清热解毒、活血化瘀为主，虚证以疏肝健脾、化瘀通络、补益肝肾为主。并且在治疗的过程中，证型也可以出现相互转化，周教授会根据疾病正虚邪实的主次、病情轻重的缓急及证型的不同，多法联用。在同一患者的治疗过程中，也可运用不同的方剂进行治疗。对黄疸有兼证或变证者，更是观其顺逆，随证治之，充分体现了"辨证论治"之精神。

# 脂肪肝治疗经验

脂肪肝是由各种原因引起的肝内中性脂肪蓄积过多的一种病理状态，部分脂肪肝患者易发展为肝纤维化，甚至肝硬化。可以认为脂肪肝是肝纤维化及肝硬化的前期病变，其中 1.5% ～ 8% 的患者可发展为肝硬化。据有关流行病学调查表明，近年来随着国人生活习惯和饮食结构的改变，本病的发病率和患病率有逐渐上升的趋势，而且发病年龄趋向年轻化。此外，由于脂肪肝与冠心病、糖尿病、高血压及中风等发病密切相关，一定程度上增加了患病风险，降低了患者的生存质量，随着人们生活水平的提高和健康意识的增强，脂肪肝的防治日益受到医学界的高度关注。

目前，临床上尚无治疗脂肪肝的特效药物，西医临床常用降血脂药、保肝药。他汀类药物得到了广泛的应用，然而药物对排除肝脏内积存的脂肪效果不佳。单纯纯性脂肪肝不但药物无效，而且用药常增加肝脏负担，使血内脂质更集中于肝内进行代谢，反而会增加肝内脂质贮积造成肝损害，长期服用某些降脂药物，常使患者出现转氨酶升高、恶心、厌食、肌肉疼痛等症状体征。因此，开展脂肪肝的中医药治疗是目前努力的方向之一。充分发挥中医的整体观综合治疗优势，以"证"为中心，辨证论治仍然是治疗本病的主要方法，应用中医药治疗该病，不仅可提高临床疗效，还可延缓病程的进展，正越来越为人们所接受。

## 一、病因病机

脂肪肝是现代医学的名称，中医学中没有"脂肪肝"的记载，根据其症状、体征，可归属"胁痛""癥瘕""湿阻""痞满""肝着""肝癖"等范畴。一些医家根据不同的文献和各自的经验，分别将该病归属于"积聚""痰浊""黄疸""瘀血"的范畴。1997年，中国中医药学会诊断专业委员会主编的《中医诊断学杂志》将本病命名为"肝癖（痞）"。

脂肪肝的主要病因为过食肥甘厚味，过度肥胖，或饮酒过度，或感受湿热疫毒，或情志失调，或久病体虚，以及食积、气滞、疫气等，都能导致本病的发生。周教授对脂肪肝进行了多年的研究，认为脂肪肝的重要病因之一是食积，食积、痰浊、瘀血结于血脉、肝脏是本病的重要病机。因此，本病病位主要在肝，且与胆、脾胃、肾等脏腑密切相关，发病机理多为"痰、湿、食积、瘀癖"所致，在脂肪肝的证候演变过程中特别强调审证求因，辨证施治。根据《金匮要略》"见肝之病，知肝传脾，当先实脾"之理念，故治本病之时当重视健脾疏肝，化湿祛痰，健脾之治则更为重要。

# 二、用方用药经验及诊疗特色

## （一）分型论治

### 1. 痰瘀互结

肝区胀满或胀痛，胸闷纳少嗳气，情志不畅时症状加重，舌下脉络迂曲，舌暗边有瘀点，苔薄白，脉弦。治疗宜疏肝健脾，化痰活血，方以柴芍六君子汤加减，合并湿浊困脾，加春砂仁10g，法半夏10g；合并湿热中阻加布渣叶15g，荷叶10g，泽泻10g。

### 2. 痰湿食结

形体肥胖，胸胁闷胀，肝区胀满不适，眩晕头重，肢体沉重，乏力腹胀，纳呆口黏，大便不爽，舌苔厚腻，脉弦滑。治宜化痰利湿，理气消积，方以胃苓汤合越鞠丸加减。

### 3. 气郁痰结

肝区胀痛，胸闷纳少，嗳气，情志不畅时症状加重，苔薄白，脉弦。治宜疏肝理气，方以柴胡疏肝散合二陈汤、三子养亲汤加减。若胁痛明显，加延胡索 15g, 丹参 20g, 以活血祛瘀止痛。

**4. 脾虚痰湿**

纳呆恶心, 神疲乏力, 面色萎黄或虚浮, 腹胀便溏, 舌淡胖, 苔腻, 脉细软。治宜健脾化痰, 方以四君子汤合二陈汤加减。若舌淡胖, 苔白滑, 加苍术 10g, 川厚朴 15g, 以燥湿化浊。

**5. 血瘀阻络**

肝区疼痛明显, 甚或刺痛, 肋下触及明显肿大的肝脏, 并有触痛, 舌暗或紫暗, 脉弦细。治宜活血化瘀通络, 方以复元活血汤加减。

## (二) 诊疗特色

**1. 明确病因**

周教授明确指出, 脂肪肝的发病机理乃"痰、湿、瘀、食"所致。其病位在肝, 与脾、肾密切相关。肝脾肾三脏气血失和, 功能失调, 故在脂肪肝的证候演变过程中, 特别强调审证求因, 辨证施治。中医认为脾主运化, 为后天之本, 膏脂精微生化之源。《素问·经脉别论》所说的"游溢精气"和"脾气散精", 当然也包括了脂的生成与转输。正常状态下的脂是生理性的, 人体气血精微的组成部分, 参与营养和代谢, 若脾失健运, 输化失常, 水谷精微不归正化, 而形成痰湿脂浊, 注入血脉, 以致血脂升高, 痰生于脾, 也化于脾, 因此以健脾化痰为大法, 茯苓、白术益气健脾而绝痰源, 以治其本; 法半夏、陈皮化痰祛湿; 决明子、泽泻泄浊降脂以治标; 丹参、山楂兼顾祛瘀化积。

**2. 从脾论治**

依据"肥人多痰、多湿、多虚""壮人无积, 虚人有之"之论, 尤为重视脾虚。通过审证求因, 早期脂肪肝患者, 大多无明显症状, 可以从其形体偏胖、大便溏泻、舌体胖且多有齿痕、舌苔中后部偏腻等特点, 从化痰泄浊立法, 可获良效。正气不足是脂肪肝的内在因素, 脾气的亏损不仅是本病的始动环节, 而且贯穿影响疾病的全过程。周福生教授在治疗中强调要抓住健运脾胃这一中心, 配以疏肝化痰、活血消食化积等法, 实为治本之举, 脾得健运则绝生痰生湿之源, 痰湿之邪得运外出, 最终疾病向愈, 从脾论治脂肪肝是本研究取得较满意疗效的关键。

### 3. 辨证论治贯穿临床治疗始终

"痰湿""血瘀""食积"是导致脂肪肝重要的致病因素。本病的发生、发展、转归，无不与"痰湿、血瘀、食积"相关，此三者常常互相胶结，互为因果，痰湿、食积互结阻络，血瘀乃成，血瘀、痰湿、食积交阻，日久化热，痰热瘀阻于肝，引起肝脏疏泄失职，则脾胃失其健运，所谓"木郁土虚"。因此，"痰湿、血瘀、食积"的发生、发展及预后，在整个病程中，既是病理因素，又是致病原因，此为"实"。痰湿内停、肝失条达、瘀血阻络是本病的主要病机，浊气与之搏结，聚滞为"积"，形成脂肪肝，痰湿积聚贯穿病机始终。周教授自拟降脂方，常用白术健脾除湿化痰，法半夏化痰祛湿，茯苓健脾利水渗湿；陈皮理气和胃、燥湿化痰，泽泻健脾利湿，丹参活血化瘀，山楂消食散瘀化积，四药合用，共为佐药；虎杖清热解毒，清利湿热；草决明清肝明目，为引经药，引领诸药到达肝经。以上诸药合用，共奏健脾化痰、除湿祛瘀之功效。

周教授在脂肪肝的治疗上，非常重视脾胃的调护，并贯彻始终。脂肪肝究其病因，为饮食失宜、情志失调、劳逸失度等因素造成脾胃损伤，脾失健运为其病本，是脂肪肝的发病基础，肝脾在生理病理上均相互影响，"知肝传脾，当先实脾"，通过健脾化湿，可使脾胃气化功能旺盛，有利于痰湿血瘀食积的消退和气血的化生。所以，无论症状如何复杂，都要注重调理脾胃，并贯彻始终。

《金匮要略》也强调"实脾，则肝自愈""调脾胃安五脏"之说，提出疏肝运脾、调理中州乃治疗脂肪肝之大法，有很好的临床指导意义。统计发现，周教授目前使用较多的药物有柴胡、虎杖、茵陈、郁金、茯苓、枸杞子、泽泻、瓜蒌、草决明、白芍、半夏、当归、白术、浙贝母、厚朴、薏苡仁、丹参、郁金等，在疗效方面也取得了一定的共识。基础方治疗：本病治疗应以健脾除湿、化痰泄浊，佐以活血为大法。拟"脂肝方"加减：党参、白术、丹参、草决明、厚朴、柴胡、生甘草等，并随症加减：肝区疼痛明显者，加郁金、青皮；大便干结者，加虎杖；乏力明显者，加黄芪；便溏者，加薏苡仁。在治疗本病的过程中，周教授始终贯彻中医的整体观念，在运用中医药治疗脂肪肝的同时，认为患者合理饮食，加强体育锻炼，保持情志舒畅，也是治疗本病的重要措施，更体现中医的整体观念，只有全方位重视，才更有助于中医的辨证施治取得好的效果。虽然大多数的西药降脂药，具有促进血液中的脂质进入肝脏代谢排泄的作用，但极易导致肝损害和脂肪肝的加剧演变。因此，在临床中必须审慎使用西药降脂药。

# 肝硬化治疗经验

肝纤维化、肝硬化是多种病因引起的慢性、进行性、弥漫性肝脏病变，目前研究认为主要是嗜肝病毒感染、代谢紊乱、自身免疫、酒精及药物损伤等因素致使肝脏炎症持续，肝星状细胞（HSC）活化及细胞外基质（ECM）代谢失衡，进而导致的肝脏纤维组织增生和肝脏结构的改变，是所有肝病进展至恶性结果的主要途径。发病高峰年龄在 35~50 岁，中年男性多见，已成为我国常见疾病和重要死亡原因之一。目前，西医对于乙肝后肝硬化的治疗主要采用抗病毒和抗肝纤维化药物，但其疗效却不尽如人意。中医从整体观念、辨证论治出发，对缓解肝硬化患者的症状、改善远期预后取得了很好的疗效。

## 一、病因病机

肝硬化属于中医学的"积聚""鼓胀"等范畴，主要病因为疫毒时邪、酒食不洁，情志所伤，劳欲过度，虫积水毒及他病日久失治转归所致。现代医家在辨证论治的基础上，对肝硬化的病因病机有了进一步的认识。大多认为肝硬化是由肝脾肾三脏功能失调，气滞、血瘀、水停瘀结腹中所致，本病本虚标实，虚实夹杂，多治以养阴、益气健脾、活血、行气、利水、补肾等。肝硬化病位在肺、肝、脾、肾等，主要病机为肝脾肾三脏功能失调。

### 1. 疫毒时邪

机体感受湿热疫毒之邪，郁久不去，导致受病脏腑失和，气血运行不畅，痰浊内生，气滞血瘀痰凝，日久形成积聚。

**2. 酒食内伤**

嗜酒过度或饮食不节，嗜食肥甘厚味，滋生湿热，损失脾胃，湿浊内停，凝结成痰，阻滞气机，痰血瘀阻，气、血、痰互相搏结，而致积聚，积之既久，体气渐衰，气血郁滞而瘀阻不行，水湿滞留，气血交阻而成鼓胀。

**3. 情志所伤**

情志致病，首先病及气分，气逆伤肝，使肝气不舒，脾气郁结，导致肝脾气机阻滞，继则由气及血，使血行不畅；横逆犯脾，运化失职，水液运化发生障碍，致水、湿停留与血瘀蕴结，日久不化，痞塞中焦，便成鼓胀。

**4. 劳欲过度**

肾为先天之本，脾为后天之源，互为根本，劳欲过度，导致脾肾亏虚，脾伤则不能运化水谷，因而气血不足，水湿内生；肾伤则气化不行，不能温化水液，因而湿聚水生，气血凝滞而成鼓胀。

**5. 虫毒侵袭**

感染血吸虫，虫阻脉道，内伤肝脾，肝伤则气滞，脾伤则湿聚为水，虫阻脉络则血瘀，升降失常，清浊相混，终致气血不畅，脉络瘀阻，水停腹中，积渐成鼓胀。

周教授认为，肝硬化病机复杂，多以虚为本，水、湿、痰、瘀为标，本质总以虚为主，即使有实证表现，亦多为本虚标实。积聚主要涉及肝、脾两脏，鼓胀涉及肝、脾、肾三脏，病机主要为气滞、血瘀、痰结、水停及正气亏虚。肝脾损伤日久，致肝郁脾虚，脾虚则运化失职，清阳不升，浊阴不降，清浊相混，水湿停聚；脾虚日久及肾，则膀胱气化无权，水不得泄而内停，反复持续终致肝脾肾俱损，水痰停聚于腹中，渐成鼓胀。总之，病位在肝、脾、肾，病理特点为虚实夹杂、本虚标实。

# 二、用方用药经验及诊疗特色

本病初期多为肝脾失调，以气滞血瘀，湿热蕴结为主，后期兼有水湿内停。应谨守病机，分清气滞、血瘀、湿热和水湿的偏盛；病程迁延日久不愈，可出现脾肾阳虚或肝肾阴虚。治疗应注意攻补兼施，补虚不碍实，攻实不忘补虚。

## （一）分型论治

### 1. 肝郁脾虚

胁肋胀痛，急躁易怒，喜太息，口干口苦，或咽部有异物感，纳差或食后胃脘胀闷，便溏，腹胀，嗳气，乳房胀痛或结块，舌苔薄白或有齿痕，脉弦。治以疏肝理气，健脾行水，方以柴胡疏肝散或逍遥散加减。若舌苔黄腻，口干口苦而不欲饮食，小便短少，属湿阻化热，加栀子15g，茵陈30g；精神困倦，大便溏，舌淡胖，苔白腻，脉缓，属寒湿偏重，加干姜5g，春砂仁10g。

### 2. 脾虚湿盛

腹部胀大，按之如囊裹水，甚则颜面浮肿，下肢浮肿，脘腹痞满，得热则舒，精神倦怠，食少便溏，舌苔白腻或白滑，脉缓。方以四君子汤合五苓散加减。若气虚明显，加黄芪30g，以补肺脾之气；胁腹胀痛，加郁金15g，青皮10g，以理气宽中。

### 3. 湿热内阻

腹大坚满，拒按，脘腹绷急，外坚内痛，烦热口苦，小便赤涩，大便秘结，舌尖红，苔黄腻，脉弦数。方以茵陈蒿汤合中满分消丸加减，或二金汤加减。

### 4. 肝脾血瘀

腹大坚满，按之不陷而硬，青筋怒张，腹部胀痛，面色黑，头颈胸部红点，唇色紫褐，大便色黑，舌紫暗或瘀斑，脉细涩。方以膈下逐瘀汤加减。

### 5. 脾肾阳虚

腹部胀满，入暮较甚，脘闷纳呆，神疲，肢冷浮肿，小便短少，面色萎黄或白，舌淡胖嫩有齿痕，脉沉细。方以附子理中汤或济生肾气丸加减，水湿内停则合五苓散加减。

### 6. 肝肾阴虚

腹大坚满，甚则青筋暴露，形体消瘦，面色黧黑，唇紫口燥，心烦，齿鼻有时出血，小便短赤，舌红绛少苔，脉弦细数，方以一贯煎合膈下逐瘀汤加减。

## （二）诊疗特色

### 1. 治肝实脾，不忘补肾

张仲景云："见肝之病，知肝传脾，当先实脾。"由此可见，肝有病，脾胃首当其冲。腹水的形成源于精微不得转输，清浊相混，故治疗腹水应分清泌浊，这有赖于脾胃功能的健运。脾胃健运，精微得以转输，方可达到水消胀减之目的。同时，肝硬化患者多伴有纳呆、食少、胃肠胀满、腹泻、乏力等脾虚症状。周教授临证注重培补脾胃，据气、血、津液的盛衰，脏腑功能的强弱，以调理脾胃为主，并贯穿始终，辅以活血养肝、行水祛湿之法，选用健脾、理脾、醒脾之品，每获佳效。周教授治脾不仅用"补"，更注重"运"，使其灵动，真正起到为胃行津液，发挥运化水湿的功能。因此，在调补脾胃时，切忌呆补、纯补，应当补中兼运，寓补于运。在调理脾胃方中，参以运脾理滞之品，常选用党参、茯苓、白术、黄芪、山药、砂仁、木香、大腹皮、陈皮等。肝硬化腹水患者常因脾虚运化功能低下，而致大便秘结，可用大黄、毛冬青、崩大碗水煎灌肠通便，再治以健脾补肾、润肠通便，常用白术 30～60g 以实脾；脾虚气血生化功能失常，加之机体吸收营养物质功能降低，常出现低蛋白血症、重度贫血，应培补脾土，重建生机，常用黄芪 30～60g，五爪龙 60～90g，白术 15～20g，鸡血藤、山药各 20～30g；脾不统血，患者常有自发出血倾向，可加三七 10g（或三七末 3g）和云南白药，以活血止血；若脾虚日久，累及肾脏，可在辨证基础上，加楮实子 20～30g，杜仲、菟丝子各 15～20g；脾肾虚甚，日久失其分清泌浊功能，致大便稀、次数多，可酌加炒（煨）白扁豆、石榴皮各 30g，补骨脂 15g，以健脾补肾，涩肠止泄，每收佳效。

### 2. 活血化瘀，贯穿始终

本病多因酒食不节，情志所伤及黄疸、积聚，致肝、脾、肾三脏功能失调，气滞、血瘀、水饮互结，停于腹中而成。属本虚标实，肝脾癥积内结，血瘀络痹，隧道壅塞，水湿停留，不能下注膀胱而至腹大脐突，属"血不利则为水"，病在水而源在血，血瘀成癥。从病理发展先是"气滞"，随之"血瘀"，终则水蓄。治疗过程中，肝郁血瘀，气血运行不畅是主要环节，故活血化瘀以疏通气血，使凝血化散，血脉流畅则痞块、腹水自消。由于肝失疏泄、调达，致脏腑气机不利。气不仅为血之帅，凡饮食之精微、转化之糟粕，非气不能输布，非气不能排泄。因此，化瘀是利水关键，而行气又是化瘀关键。周教授在治疗肝硬化腹水的每一阶段，组方均少不了行气活血、化瘀软坚的药物。行气药常选用枳实、枳壳、木香、郁金、香附等，活血化瘀软坚药常选用丹参、赤芍、三七、延胡索、桃仁、红花、鳖甲、土鳖虫、穿山甲等。肝主藏血，峻烈的活血化瘀药可能影响肝主疏泄和肝主藏血的功能而引起动血，致血外溢而出现呕血、便血等危症。对于三棱、莪术、水蛭等破血之品，常弃之不用。

**3. 行气利水，攻补兼施**

肝硬化腹水属本虚标实证，本虚只能缓图，标实则应治急。攻邪逐水是治水大法，但应正确处理攻与补的辨证关系，祛邪是为扶正，扶正才能更好祛邪。腹水初起正虚尚能支之时，则扶正同时不忘攻逐。属脾虚或脾肾两虚以健脾益气或健脾益肾之法以扶正培本，攻补兼施，常佐以渗湿利尿，如用五皮饮、五苓散等。属气滞水湿、湿热蕴结为主可攻补兼施，侧重于攻，行气、利湿、清热是常用之法，每每获效。

（1）健脾利水

周教授常根据病情及利尿效果，选加车前子、玉米须、冬瓜皮等加强利水功效。当出现大量腹水、尿少时，以健脾利水为治则。常用黄芪、猪苓、泽泻，必要时可加服甘遂末3g，装胶囊吞服。腹水甚时常阻滞气机运行，患者有不同程度的腹胀，若腹胀甚可用吴茱萸20~30g，盐炒敷脐，并保持二便通畅，使水、气有出路，常收较好疗效。但周教授认为，以甘遂、大戟、巴豆等逐水药消腹水，不仅效果差，且常有纳差、呕吐、恶心、腹痛等不良反应，甚至诱发电解质紊乱、上消化道出血、肝昏迷等，需慎用之。

（2）养阴利水

慢性肝炎邪毒深伏，或湿久化热，或因血痕血热，或久病肝郁失疏泄，或疏泄太过，或久服苦寒辛燥之品，均可导致热耗阴血。肝肾阴虚，津液不能输布，水湿停聚于中下焦，血滞不行，致腹大胀满，青筋暴露，心烦口燥，齿龈出血，小便短少，舌红绛少津、无苔，脉细数。此为阴虚水湿内停，若过用利水之剂，易使阴更伤；若过于滋阴，则湿恋水蓄。周教授认为，此类肝硬化腹水，应采用滋阴养血与利水并用的治则，养阴为主，利水为辅。养阴不宜过于滋腻，以龟甲、鳖甲、石斛、白芍、猪苓、泽泻之类为佳；养阴而不失其利。

周福生教授治疗肝硬化注重治肝先实脾，脾胃健运，精微得以转输，水消胀减，同时不忘补肾；活血化瘀贯穿始终，使凝血化散，血脉流畅则痞块、腹水自消。治疗时行气利水，攻补兼施，这体现在：属脾虚或脾肾两虚者，运用健脾益气或健脾益肾之法扶正培本，兼以祛邪；属气滞水湿，湿热蕴结为主，侧重于攻，行气、利湿、清热是常用之法，并佐以扶正。

# 胆囊炎治疗经验

慢性胆囊炎因胆囊结石、高脂饮食等诱发，呈慢性起病，也可由急性胆囊炎反复发作、失治所致，临床表现为反复右上腹胀痛或不适、腹胀、嗳气、厌油腻，右上腹部有轻度压痛及叩击痛等体征，是临床常见病与多发病，随着人们饮食结构的改变，胆囊疾病发病率不断增加。中医虽无慢性胆囊炎的病名，但早在《黄帝内经》便有相关论述。《灵枢·五邪》曰："邪在肝，则两胁中痛。"《素问·缪刺论》曰："邪客于足少阳之络，令人胁痛不得息。"《灵枢·胀论》谓"肝胀者，胁下满而痛引小腹……胆胀者，胁下痛胀，口中苦，善太息。"根据慢性胆囊炎右上腹胀满或隐痛，伴见恶心、腹胀等表现，中医病名为"胆胀"。

## 一、病因病机

情志不遂，饮食失节，感受外邪，虫石阻滞及劳伤过度，是胆囊炎发病的主要诱因。外感湿热毒邪，湿热由表入里，内蕴中焦，肝胆疏泄失职，腑气不通；或热毒炽盛，蕴结胆腑，使血败肉腐，蕴而成脓，发为胁痛；或因湿热内蕴，肝胆疏泄失职，胆汁淤积，排泄受阻，煎熬成石，胆腑气机不通，不通则痛，发为胁痛或胆胀；外感寒邪，邪入少阳，寒邪凝滞，肝胆疏泄失职，胆腑郁滞；或蛔虫上扰，枢机不利，胆腑通降受阻，发为胆胀；暴怒伤肝，抑郁不舒，情志所伤致肝气郁结，胆失通降，胆液郁滞发为胆胀；嗜食肥甘厚味，或嗜酒无度，损伤脾胃致中焦运化失职，升降失常，土壅木郁，肝胆疏泄不畅，胆腑不通发为胆胀；久病体虚，劳欲过度，使得阴血亏虚，胆络失养，脉络拘急，胆失通降，不荣则痛，发为胆胀。

周教授认为，慢性胆囊炎的病位在胆，其发病根于胆之特性，并与肝脾胃密切相关。

### 1. 胆喜通降，恶郁滞湿浊

胆为六腑之首，六腑以通为用，以降为顺，具有泻而不藏的生理特点。而胆又属奇恒之腑，《灵枢·本输》曰："胆者，中精之府。"所藏胆汁为肝之精气所化生，中清不浊。肝与胆表里相合，且胆附于肝，胆助肝之疏泄，可疏导条达全身气机并资助脾胃运化功能。若肝气郁滞，胆亦常受累，致气机郁滞而排泄不利。胆腑通于胃肠，若胃肠运化无力，湿浊瘀滞胆管，从而影响到胆腑的通降。

### 2. 胆寄相火，易受邪化热

李东垣《脾胃论》云："胆者，少阳春升之气，春气升则万物化安，故胆气春升，则余脏从之。"胆如少阳春升之气，是人体阳气升发之始。胆藏相火，少阳相火根于肾，藏于肝胆，游于三焦而温煦周身。胆为甲木，木能疏土，胆汁可助脾胃消化和吸收饮食物而营养全身。胆性刚直，主决断，人体气机之舒畅赖于胆火的温煦和通化。肝郁则胆滞，胆滞则相火升降不畅而成邪火。如因湿热内闭，或胆石阻滞等致胆管不通，则胆汁淤积于内，蕴积化热。

### 3. 胆胃相关，常同病相怜

胆胃同居中焦，经络相连，管腔相通，胆助胃以纳运，胃协胆以降泄，胆安胃和，气机升降有常。胆汁分泌排泄于肠道，以助脾胃运化及升清降浊功能的发挥。《医学衷中参西录》曰："肝气宜升，胆火宜降，然非脾气之上行，则肝气不升，非胃气之下行，则胆火不降。"脾胃之升降与肝胆之升降相辅相成，共行人体升降之功能。肝胆之精气根于肾，脾胃之升降赖于肝胆之温通，脾胃之宗气源自水谷，肝胆之升降尚需脾胃之宣化。胆胃有疾，相互影响，常常同病。肝胆疏泄失常，使肝胃升降失司，中焦之气失和，运化不健。胆若泻而不藏，则降浊疏利过度，则往往戕伐脾胃正气，则出现脾胃功能失调诸症。

# 二、用方用药经验及诊疗特色

## （一）分型治疗

慢性胆囊炎可分为七个证型。

### 1. 肝胆气滞

肝胆气滞型患者表现为右胁胀痛，心烦易怒，厌油腻，时有恶心，饭后呕吐，脘腹满闷，嗳气，舌质淡红，舌苔薄白或腻，脉弦。治以疏肝利胆，理气解郁，方用柴胡疏肝散加减，常用药物有陈皮、柴胡、川芎、香附、枳壳、芍药、甘草。疼痛明显者，加延胡索、郁金、木香；腹部胀满者，加厚朴、草豆蔻；口苦心烦，加黄芩、栀子；恶心呕吐者，加代赭石、炒莱菔子；伴胆石者，加鸡内金、金钱草、海金沙。

### 2. 肝胆湿热

肝胆湿热型患者表现为胁肋胀痛，晨起口苦，口干欲饮，身目发黄，身重困倦，脘腹胀满，咽喉干涩，小便短黄，大便不爽或秘结，舌质红，苔黄或厚腻，脉弦滑数。治以清热利湿，利胆通腑。方用龙胆泻肝汤或大柴胡汤或二金汤加减，常用药物有龙胆草、黄芩、山栀子、泽泻、木通、车前子、当归、生地黄、柴胡、甘草。伴胆石者，加鸡内金、金钱草、海金沙；小便黄赤者，加滑石、通草；大便干结者，加大黄、芒硝、牡丹皮。

### 3. 胆热脾寒

胆热脾寒型患者表现为胁肋胀痛，恶寒喜暖，口干不欲饮，晨起口苦，恶心欲呕，腹部胀满，大便溏泻，肢体疼痛，遇寒加重，舌质淡红，苔薄白腻，脉弦滑。治以疏利肝胆，温脾通阳，方用柴胡桂枝干姜汤加减，常用药物有柴胡、桂枝、干姜、栝楼根、黄芩、牡蛎、炙甘草。腹痛较甚者，加川楝子、延胡索；久泄，完谷不化者，加补骨脂、赤石脂；恶心呕吐甚者，加姜半夏、姜竹茹。

### 4. 气滞血瘀

气滞血瘀型患者表现为右胁胀痛或刺痛，胸部满闷，喜善太息，晨起口苦，咽喉干涩，右胁疼痛夜间加重，大便不爽或秘结，舌质紫暗，苔厚腻，脉弦或弦涩。治以理气活血，利胆止痛，方用血府逐瘀汤，常用药物有桃仁、红花、当归、生地黄、牛膝、川芎、桔梗、赤芍、枳壳、甘草、柴胡。胁痛明显者，加郁金、延胡索、川楝子；口苦者，加龙胆草、黄芩；脘腹胀甚者，加厚朴、木香。

### 5. 肝郁脾虚

肝郁脾虚型患者表现为右胁胀痛，腹痛欲泻，体倦乏力，腹部胀满，大便溏薄，喜善太息，情志不舒加重，纳食减少，舌质淡胖，苔白，脉弦或弦细。治以疏肝健脾，柔肝利胆，方用逍遥散，常用药物有柴胡、当归、白芍、炒白术、茯苓、炙甘草、薄荷、煨姜。加减：右胁胀痛者，加郁金、川楝子、青皮；急躁易怒者，加香附、钩藤；腹胀明显者，加郁金、石菖蒲。

### 6. 肝阴不足

肝阴不足型患者表现为右胁部隐痛，两目干涩，头晕目眩，心烦易怒，肢体困倦，纳食减少，失眠多梦，舌质红，苔少，脉弦细。治以养阴柔肝，清热利胆，方用一贯煎，常用药物有北沙参、麦冬、当归、生地黄、枸杞子、川楝子。加减：心烦失眠者，加柏子仁、夜交藤、炒酸枣仁；急躁易怒者，加栀子、青皮、珍珠母；右胁胀痛者，加佛手、香橼；头目眩晕者，加钩藤、菊花、白蒺藜。

### 7. 脾胃气虚

脾胃气虚型患者表现为右胁隐痛，体倦乏力，胃脘胀闷，纳食减少，肢体困倦，舌质淡白，苔薄白，脉缓无力。治以理气和中，健脾和胃。方用香砂六君子汤，常用药物有人参、白术、茯苓、半夏、陈皮、木香、砂仁、炙甘草。加减：脘腹胀甚者，加枳实、厚朴、槟榔；纳食减少者，加神曲、鸡内金。

### （二）临证用药经验及特色

#### 1. 疏肝解郁、清热祛湿以利胆

慢性胆囊炎早期多以实证、热证为主，多因情志失畅或过食滋腻辛辣之品而致气机郁滞，郁而化热，滞而生湿，湿热之邪易淤滞脉络，使胆汁排泄不畅，而出现一系列症状，如胁痛胀满、口苦咽干、大便不畅或黏腻、苔黄腻、脉弦数等症。故在治疗时应用疏利肝胆、清热利湿之法，使阻遏肝胆之邪出有其路。周教授善用柴胡、白芍，因柴胡畅发郁阳而疏化滞阴，白芍敛阴泄热而缓急止痛，两药伍用，一散一收，可起清肝疏胆、升阳敛阴、解郁止痛之功；重用金钱草既清肝胆之火，又可祛除湿热，利尿排石；海金沙、牛膝引火下行、利尿通淋。

#### 2. 健脾理气、活血祛瘀以运胆

慢性胆囊炎后期多以虚实夹杂为主。肝胆气滞影响疏泄功能，木不疏土而致脾胃不运、升降失司，于是出现脘胁疼痛、痞胀、食欲不振等症。由于本病缠绵难愈，若屡受攻伐，使正气耗伤，脾胃愈虚。周教授认为，脾胃为一身气机之枢纽，只有在健运脾胃的基础上，兼以理气化瘀，才能畅达全身气机。健运脾胃，可恢复中焦枢机，使脾胃升降有序，胆气得以通降。周教授还指出，胆病久则气机壅滞，并常兼湿热，湿热之邪使气滞愈甚，日久则伤及血分，血行不畅而导致血瘀。故于治疗中亦重视理气活血化瘀之法，理气则气道通，活血化瘀则血路畅，气血畅通，加之脾胃健运，可促助肝胆疏泄之功，使结石不攻而下。故周教授常用五爪龙、白术、鸡内金健运脾胃，健一身之本；以丹参、赤芍活气血、祛瘀滞；合郁金、香附行气解郁；鸡内金、穿破石消石化石。

#### 3. 和胃降浊、平调寒热以舒胆

胆胃相通，胃不和，胆亦不和。饮食不节、嗜食生冷或肥腻之品易损伤脾胃，而致脾胃升降失司；脾胃失运亦可使肝胆之气不得宣化而郁滞。肝胆郁

滞，使少阳春升之气不能温通脾胃，致脾胃虚寒，而出现纳呆食少、大便溏泻、呕恶时作等症状。故周教授主张和胃降浊、平调寒热之法以清胆热、温胃寒，一方面防止胆气郁滞而化热化火，另一方面能引胆中相火以温胃土，使胆舒胃和。周教授在对慢性胆囊炎的临床治疗观察中发现，久病之人或素体虚弱者不耐攻伐，不可过用苦寒攻下的药物，倘若不辨体质、不问寒热，一味用排石攻石之法而急于求成，反而会适得其反，使病情恶化。周教授针对上述患者，主张先以胆胃同治之法，顾护胃气，使胃气通降，则胆随胃降，胆道畅通，以使胆与石和平共处。用药上以制半夏、茯苓健脾和胃降浊；枳壳、佛手、砂仁、槟榔行气除胀；用辛温之干姜与金钱草相伍，一则可反佐以清解胆经之郁火，二则可温中逐寒，防止脾胃因过度苦寒而受伐。

# 胆石症治疗经验

　　胆石症是指胆道系统，包括胆囊和胆管内发生结石的疾病。其成分由胆固醇、胆红素、钙盐及混合型结石等所组成。其临床表现取决于胆结石的部位、是否造成胆道梗阻和感染等因素。临床表现以右上腹或右胁疼痛，疼痛放射至肩背为主，伴恶心、厌油腻、腹胀、纳差等症状，甚则出现剧烈绞痛、寒战高热、黄疸等情况，属中医"胁痛""黄疸"等范畴。

　　《黄帝内经》有"胆胀""黄疸"之病名，颇类似本病的临床特点，如《灵枢·胀论》有"胆胀者，胁下痛胀，口中苦，善太息"的记载，如《素问·平人气象论》云："溺黄赤，安卧者，黄疸，目黄者，曰黄疸。"若疼痛部位在胃脘以下、耻骨毛际以上部位，则属"腹痛"范畴；若以一侧或两侧胸胁肋部疼痛为主要临床表现，则属"胁痛"范畴。按结石发生部位不同，可分为胆囊结石、肝外胆管结石和肝内胆管结石；按结石化学成分可分为胆固醇结石、胆红素结石和混合性结石；按病情的急缓，分为发作期和缓解期（包括无症状的胆石症）；有一部分胆道结石的患者临床上无任何症状，影像学检查才发现，称为无症状胆石症。一般认为胆囊功能好、胆总管下端无狭窄的肝外和肝内胆管结石，以及胆道术后残留结石，均可用中药排石或溶石，胆石以直径不超过10mm为宜，结合EST排石效果更佳。

# 一、病因病机

胆腑疾患主因是为"湿"与"滞"，湿又有痰湿、湿热之分，滞又有气滞、瘀滞之别，湿滞不化，郁而生热，热盛为毒，或湿滞日久成瘀，瘀热内结而变成砂石。湿热之邪外袭，郁结少阳，枢机不利，肝胆经气失于疏泄，湿热蕴结胆腑而成砂石，湿热交蒸，胆汁外溢而成黄疸；或饮食不节，过食肥甘，损伤脾胃，湿浊阻滞，胆为中清之府，清净之液受邪所扰，则为湿秽痰浊，痰湿内滞于肝胆则成砂石；或因情志所伤，或抑郁忧思，或暴怒伤肝，可使肝失条达，胆气不畅，气阻络痹，发为肝郁胁痛；若气郁日久，血行不畅，瘀血阻于胆腑见上腹刺痛；或过食辛辣，湿热之邪灼伤肝阴，精亏血少，肝脉失于濡养而见胁络隐痛，肤色黄暗。

本病病位在肝胆，与脾胃相关，肝和胆疏泄功能失常是胆结石的基本病机。肝和胆在生理、病理上存在着密切的联系。《景岳全书·胁痛》曰："胁痛之病，本属肝胆经，以二经之脉皆循胁肋故也。"《类经》云："胆附于肝，相为表里。"在生理上肝胆互为表里，肝主疏泄，久则易化火。胆为六腑之一，以通为用，胆附于肝，肝之余气，泄于胆，聚合而成胆汁。胆汁由肝之精气所化生，胆汁的化生和排泄由肝的疏泄功能控制和调节。肝气郁结，肝胆湿热或蛔虫上扰，虫卵留于胆道，均可导致胆汁排泄障碍，使之积于胆腑，久而成石；脾胃功能失调或肝木横克脾土，使脾虚湿生，加之肝气过盛化火，湿热与胆汁蕴结于胆腑而结成胆石。

疾病过程中可产生湿、热、瘀、毒等病理产物，使病情缠绵难愈。本病发作期多以标实为主，主要湿热、痰瘀壅塞肝胆；缓解期多以虚证为主，或虚实夹杂，主要正虚邪恋，津亏阴伤，肝脉失于濡润；本病不同症状的病机侧重点有所不同，以胆胀为主的病机重点是肝郁气滞，肝失条达；以黄疸为主者为湿热壅阻，胆汁疏泄不利，甚则湿热蕴积化毒，疫毒炽盛，深入营血，内陷心肝；腹痛主要病机为湿热蕴肠，气血不调，脉络阻滞，不通则痛；胁痛的主要病机多见于虚证，肝阴不足，肝脉失于濡养；而瘀血阻滞则可见于各种症状的后期，久病入络，瘀血停着，痹阻胆腑及经络。

# 二、用方用药经验及诊疗特色

## （一）分型、分期治疗

根据对胆石症病因及病机的认识，胆石症主要分以下证型进行论治。

### 1. 分型论治

（1）肝郁气滞

肝郁气滞型患者表现为右胁胀痛，可牵扯至肩背部疼痛不适，食欲不振，遇怒加重，胸闷嗳气或伴恶心，口苦咽干，大便不爽，舌淡红，苔薄白，脉弦涩。治以疏肝理气，利胆排石，方用柴胡疏肝散加减，药用柴胡、白芍、枳壳、香附、川芎、陈皮、金钱草、炙甘草。伴有口干苦，失眠，苔黄，脉弦数，属气郁化火，痰火扰心者，加牡丹皮、栀子、黄连；伴胸胁苦满疼痛、叹息，肝气郁结较重者，可加川楝子、香附。

（2）肝胆湿热

肝胆湿热型患者表现为右胁或上腹部疼痛拒按，多向右肩部放射，小便黄赤，便溏或便秘，恶寒发热，身目发黄，口苦口黏口干，腹胀纳差，全身困重乏力，恶心欲吐，舌红苔黄腻，脉弦滑数。治以清热祛湿，利胆排石，方用大柴胡汤加减，药用柴胡、黄芩、厚朴、枳实、金钱草、茯苓、茵陈、郁金、大黄、甘草。热毒炽盛，黄疸鲜明者，加龙胆草、栀子；腹胀甚，大便秘结者，大黄用至 20~30g，并加芒硝、莱菔子；小便赤涩不利者，加淡竹叶、滑石。

（3）肝阴不足

肝阴不足型患者表现为右胁隐痛或略有灼热感，午后低热，或五心烦热，双目干涩，口燥咽干，少寐多梦，急躁易怒，头晕目眩，舌红或有裂纹或见光剥苔，脉弦细数或沉细数。治以滋阴清热，利胆排石，方用一贯煎加减，药用生地黄、沙参、麦冬、阿胶、赤芍、白芍、枸杞子、川楝子、鸡内金、丹参、枳壳。咽干、口燥、舌红少津者，加天花粉、玄参；阴虚火旺者，加知母、黄柏；低热者，加青蒿、地骨皮。

（4）瘀血阻滞

瘀血阻滞型患者表现为右胁部刺痛，痛有定处拒按，入夜痛甚，口苦口干，胸闷纳呆，大便干结，面色晦黯，舌质紫黯，或舌边有瘀斑、瘀点，脉弦涩或沉细。治以疏肝利胆，活血化瘀，方用膈下逐瘀汤加减，药用炒五灵脂、当归、川芎、桃仁（研泥）、牡丹皮、赤芍、乌药、延胡索、甘草、香附、红花、枳壳。加减：瘀血较重者，可加三棱、莪术活血破瘀；疼痛明显者，加乳香、没药、丹参活血止痛。

（5）热毒内蕴

热毒内蕴型患者表现为寒战高热，右胁及脘腹疼痛拒按，重度黄疸，尿短赤，大便秘结，神昏谵语，呼吸急促，声音低微，表情淡漠，四肢厥冷。治以清热解毒，泻火通腑。方用大承气汤合茵陈蒿汤加减，药用大黄、芒硝、厚朴、枳实、茵陈、栀子、蒲公英、金钱草、虎杖、郁金、青皮、陈皮。加减：黄疸明显者，加茵陈、金钱草，用至 30~60g；神昏谵语者，倍用大黄。

**2. 分期论治**

本病发作期多以标实为主，缓解期以正虚邪恋、虚实夹杂证多见，治疗总体以扶正祛邪、标本兼顾为原则，同时应注意分清缓急、标本、虚实、寒热。一般病程初期或急性发作期，疾病以标实为主，多为湿热蕴结，气机阻滞，胆汁疏泄不畅，积而成石，治宜重祛邪，以清热利湿、疏肝利胆为主；病程较长或缓解期，以治本为主，多为湿热蕴毒，耗伤阴血，治宜滋养肝阴，清热解毒，后期多有瘀血阻络，多佐以活血通络。需要注意的是，无论是发作期还是缓解期，都要通里攻下排石为目的。胆石症的治疗应当内外并重，内治应注重调气通滞，外治强调溶石排石，行中药局部灌注治疗，使药物直达病所。

**（二）临证用药经验及特色**

对于胆石症，周教授提出利胆和胃、疏肝消石的治疗大法，基本处方为：

柴胡 10g，枳实 15g，郁金 15g，广木香 10g，紫苏梗 10g，陈皮 10g，鸡内金 15g，金钱草 30 g，延胡索 15g，怀牛膝 10g，甘草 6g。方中柴胡、郁金为疏肝利胆之主药，现代药理研究认为，柴胡、郁金能松弛奥狄氏括约肌，促进胆汁分泌和排泄，从而对胆囊有效地起到内冲洗作用，达到利胆排石的目的。周教授在利胆的同时，非常注重和胃，胆为甲木，胃为戊土，甲木最易犯戊土，胆最易横逆犯胃，方中广木香、紫苏梗、陈皮有和胃降逆、引胆汁下行的作用；柴胡、枳实具有疏肝作用，肝疏泄正常，则能使胆汁贮藏、排泄有规律。鸡内金既能化积排石，又能健脾和胃；金钱草清利肝胆湿热，利胆排石；周教授认为，不可为了排石，一味用大剂量清热利湿药，否则结石未排，反伤胃气。方中延胡索既能活血，又能行气，具有很好的止痛作用，怀牛膝活血化瘀，引血下行，此二者理气活血、引血下行，"菀陈则除之"，两药可改善胆汁的瘀滞，促使滞留胆汁的排泄，起到溶石排石的作用。临床使用本方时，还应随症加减：若舌红，苔黄腻，湿热明显者，可加绵茵陈 20 ~ 30g；若伴大便秘结者，可加生大黄 10 ~ 15g；纳差、腹胀者，可加白术 10g，茯苓 15g。

临床上治疗胆石症，主要有疏肝利胆、清热利湿、通腑泄热、活血化瘀、消石排石之法，但重视胆胃相关的较少。周教授认为，治疗胆石症，一定要胆胃相关。中医认为胆胃同属六腑，同居中焦。《脉经》所谓"肝之余气，泄于胆，聚而成精汁"，并借肝之疏泄，胃之通降，下输肠中，助胃腐熟水谷，生化气血，滋养全身，故胆在生理状态时"其气本降"，病则上逆。胃为水谷之海，具有受纳与腐熟水谷的作用，为传化之腑，腑以通为用，胃以降为顺。胆胃在生理上相互为用，病理上互相影响。在生理上，胆木赖胃土培植，如黄元御《四圣心源》云："木生于水而长于土，土气冲和，则肝随脾升，胆随胃降。"胃土赖胆木疏泄，"土得木而达"，如《血证论》曰："木之性主于疏泄，食气入胃，全赖肝木之气以疏泄之，而水谷乃化。"《素问·六节藏象论》云："凡十一脏，取决于胆也。"胆属少阳，胃气的敷布也离不开少阳的转枢。在病理上，胆病可及胃，如《灵枢·四时气》曰："善呕，呕有苦，长太息，心中憺憺，恐人将捕之，邪在胆，逆在胃，胆液泄则口苦，胃气逆则呕苦。"《伤寒论》谓少阳病"默默不欲饮食"，即系胆火犯胃，胃失和降所致；胃病可及胆，张介宾谓："以饮食劳倦而致胁痛者，此脾胃之所传也。"《素问·气厥论》曰："胃移热于胆，亦曰食亦。"胆胃亦可同病，如："戊土不降，甲木失根……胆胃逆行，土木壅迫，此痞闷、膈噎所由来也"。

据此，周教授在临床辨证用药时，还提出"利胆勿忘和胃"。治疗常选用佛手、紫苏梗、木香、枳壳、陈皮、半夏、鸡内金、谷芽、麦芽等，以理气和胃、健脾消食。并指出临床上治疗胆石症切不可妄用苦寒攻伐，败坏胃气。同时，胆石症可根据临床表现症状的轻重缓急，分为急性发作期和稳定期治疗。急性发作时多出现右胁下疼痛，甚至出现绞痛，大便燥结不通。周教授认为，治疗应以"通"为法，以达通则不痛之目的，泻下通腑实为必不可少治法。临床上胆石症表现为急性胆道感染者较常见，采用清热解毒、利胆排石中药治疗效果较好。部分利胆药对致病菌均有抑制作用，如大黄、茵陈有明显利胆作用；海金沙的作用与去氧熊胆酸相似；栀子、茵陈、山楂等品还能促进胆囊收缩，有利胆于排石作用的发挥。稳定期绝大多数患者结石处于静止状态，临床症状较轻，由于个体差异，或病因不同，又可分为素体阳盛型和脾胃虚寒型。周教授认为，素体阳盛治以疏肝理气，清热通腑，化血化瘀，利胆排石。脾胃虚寒型多反复发作，屡受攻伐，可致脾胃损伤，或因寒凝气滞，积滞久而不化，逐渐形成结石。周教授常用温中散寒法，使邪去正安，肝胆功能正常，气机通畅，脾得健运，胃得和降，肝胆之经调达舒畅，使结石顺利排出。胆石症因病程长，反复发作伤及正气，或过用清热燥湿、理气活血、通结攻下之品，损津耗气，治疗过程中应注意扶助正气。

# 原发性肝癌治疗经验

原发性肝癌（简称肝癌）是临床上最常见的恶性肿瘤之一，其起病隐匿，具有发病迅速、恶性程度高、死亡率高、复发率高、预后差等特点。临床表现主要有右上腹疼痛，食欲减退，乏力消瘦，发热，黄疸，进行性肝大或上腹部包块等。西医多以手术综合治疗、化疗、放疗和生物治疗等为主，但其治疗效果欠佳，容易复发，具有胃肠道反应及肝肾损害等不良作用，给患者及家属带来了一定的经济负担。中医药在治疗原发性肝癌上发挥着越来越重要的作用，特别是在预防肝癌的发生、减少复发转移、减轻痛苦、提高生存质量、延长生存期等方面有着独特的优势。在中医古籍中，无肝癌之病名，但有类似肝癌症状及体征的记载"肥气""肝积""癥积""黄疸""岩""鼓胀""胁痛""胆胀""痞满"等病证中包含了一部分的肝癌。《济生方》记载："肥气之状，在左胁下，大如覆杯，肥大而似有头足，是为肝积。"《难经》中记载："脾之积，名曰痞气，在胃脘，覆大如盘，久不愈，令人四肢不收，发黄疸，饮食不为肌肤。"

## 一、病因病机

周教授认为，肝癌的病因病机不外乎内外两因和本虚标实。华佗所著的《中藏经》记载："积聚癥瘕杂虫者，皆五脏六腑真气失而邪气并……交合而成也。积者，系于脏也。"这表述了肝之癥瘕积聚均与正气亏虚，气血瘀阻有关。《素问·至真要大论》记载："诸胀腹大，皆属于热。"隋代巢元方《诸病源候论·积聚病诸候》说："诸脏受邪，初未能为积聚，留滞不去，乃成积聚。"如朱丹溪《格致余论·鼓胀论》所言："今也七情内伤，六淫外侵，饮食不节，房劳致虚……遂生胀满，经曰鼓胀是也。"经前人的总结可以知道，肿瘤的发生发展与人体的正气强弱息息相关，在本虚的基础上，加之外邪侵袭、饮食劳倦、七情内伤等影响，邪毒交阻于体内，相互加杂，致使癌毒产生，诱使肝癌的发生发展。

肝癌的产生与内外合邪产生多种病理因素，如气滞、血瘀、痰凝、湿浊、湿热、火郁热毒夹杂，酿生癌毒相关。肝癌的发病部位在肝，与脾、肾密切相关。肝主疏泄，调畅气机。疏泄正常，则气血调畅，经络通利，疏泄失施，则郁而化火、生风。因各种原因，如饮食不调、感染外邪、情志内扰、先天体质等，导致肝的疏泄功能失调，都有可能发展为肝癌，故肝癌的发生多以气郁为先。气机不畅导致瘀血内阻，湿热痰浊凝滞，郁而化热，湿、热、瘀、浊交相错杂，发展成癌毒。或损伤脾胃，脾虚不能运化，水湿不运而津液停聚，化湿生痰，阻塞肝络，癌毒内生，终成肝积。癌毒是肝癌致病的病理关键。肝癌病理性质可概括为本虚标实、虚实夹杂。癌毒为标，气阴两虚、气血亏虚为本。肝癌局部邪实，全身正虚；因虚得实，因病致虚；邪气壅盛贯穿全过程，病之初标实邪盛为主，中晚期正虚邪盛为著。故在治疗上以祛邪扶正为主要治则。

# 二、用方用药经验及诊疗特色

## （一）分型治疗

### 1. 肝郁脾虚

肝郁脾虚型患者因肝失疏泄，气机不畅，肝气横逆，损伤脾胃，导致脾胃虚弱，中焦运化失调，水湿痰浊阻滞，发为癌变。临床多见胸胁胀痛不适，右胁下积块质软不坚，拒按，情绪抑郁易怒，饮食减少，神倦乏力，消瘦，少气懒言，舌淡，苔薄白，脉弦细。治法当健脾疏肝，理气行滞，方用柴胡疏肝散合四君子汤加减。若气滞甚者，加厚朴、旋覆花；瘀象明显者，可加延胡索、莪术活血化瘀；若兼有热象，加黄芩、牡丹皮清热凉血；若脾虚明显，头晕乏力，可加黄芪。治疗中可适当加用素馨花、夜交藤等安神解郁。

### 2. 气滞血瘀

气滞血瘀型患者瘀血痹租脉络，积而成块，形成癌肿。症见胸胁胀痛，质地坚硬，痛有定处，隐痛或刺痛，入夜尤甚，纳谷减少，面黯消瘦，舌质紫暗，有瘀点或瘀斑，苔白或薄黄，脉沉弦细。治以理气活血，软坚消瘤，兼调脾胃，方用血府逐瘀汤加减。若肿块疼痛难忍，可加五灵脂、延胡索、佛手等活血行气止痛；若热象明显者，加黄芩、蒲公英、连翘。

### 3. 肝胆湿热

患者临床上症见脘腹胀满，身黄，目黄，发热口渴，口干口苦，恶心呕吐，小便黄赤，食欲减退，舌质红，苔黄腻，脉象弦滑或弦数。此类患者因湿热熏蒸，脾胃困遏，壅滞肝胆，胆汁泛溢，故以黄疸为突出临床表现。治法应当以清肝利胆、化湿解毒为主，方用茵陈蒿汤合龙胆泻肝胆加减。若热毒内蕴，发热明显者，可加黄柏、连翘、垂盆草、虎杖等清热解毒；如大量腹水患者，可用十枣汤峻下逐水，但应中病即止。

**4. 阴虚瘀结**

病变日久，耗气伤阴，气阴两虚，瘀血内结，患者症见脘腹胀满，腹大如鼓，口咽干燥，五心烦热，盗汗，头晕耳鸣，纳差，乏力疲倦，大便秘结，尿少，舌质红，少苔或光红无苔，脉细数或细。治以滋阴清热、益气活血、扶正抗癌为主，方用一贯煎合丹参饮加减。如阴虚明显者，加龟甲、山茱萸养阴生津；若气虚明显者，加黄芪、太子参益气养阴。

## （二）诊疗特色

**1. 强调分期施治**

周教授在中医治疗原发性肝癌方面，当在明确诊断的基础上，通过辨证分型分期论治，采取不同的治疗方法和中药药方。肝癌的病理性质是邪实正虚、本虚标实、虚实夹杂，故基本治疗原则应是祛邪扶正，攻补兼施。原发性肝癌早期邪盛正虚不明显，多见气滞血瘀、肝胆湿热，重在理气活血，清肝利湿解毒，祛邪抗癌，采用重攻轻补的原则；中期正气日渐消损，肝郁脾虚为主，则着重疏肝健脾，攻补兼施；晚期正气虚弱，肝肾阴虚为主，内有瘀毒阻络，重在补虚扶正，滋养肝肾，辅以祛瘀消瘤。

**2. 补虚为主，重视清热解毒**

根据周教授多年的诊治经验发现，乙肝流行地区往往是肝癌高发地区，从病毒性肝炎到肝癌的演变是不断迁移的过程，而最常见的病毒性肝炎则是乙型肝炎。原发性肝癌的基本病机是邪实正虚、本虚标实，故肝癌的发病是在正气虚弱的基础上，乙肝病毒方可趁虚而入，侵袭人体。《素问·评热病论》说："邪之所凑，其气必虚。"因此，肝癌无论早、中、晚期的治疗，扶正补虚亦是必不可少的，正如《素问·遗篇刺法论》曰："正气存内，邪不可干。"然而，乙肝病毒侵袭人体容易发展为肝癌，热毒炽盛与肝癌的发生、发展与转移有密切关系。邪气壅盛贯穿肝癌患病的全过程，病之初以标实邪盛为主，中晚期正虚邪盛为著，故强调清热解毒的重要性。用方总体以补虚药、清热药为主。清热药治疗肝癌主要针对湿热蕴毒和火郁日久而成的热毒，现代中药药理学表明，清热药具有抗癌杀毒的作用，还能控制肿瘤周围的炎症，从而对肿瘤的抑制发挥着重要作用。

### 3. 注重对症治疗

肝癌到了中晚期，临床症状表现明显，各方面的症状往往折磨着患者，令其痛苦不堪，难以忍受。而单一的辨证论治则很难很好地快速缓解患者的痛苦症状，这时候则需要对症治疗，最先解决患者的急危证候。如疼痛者，在原始方药基础上配以延胡索、川楝子、凌霄花行气止痛；腹水胀满者，则加车前子、滑石、伏苓、泽泻等，使湿邪从小便而出。在辨病和辨证论治的基础上，针对患者的主要危重症状治疗，能够极大地缓解患者对癌症的紧张情绪，这有利于后续癌症的治疗和预后转归。

### 4. 重视情志调养

肝癌的病位在肝，肝主疏泄，调畅气机，喜调达而恶抑郁。现代生活节奏加快，各方面的压力影响着现代人的生活和健康，人们的负面情绪难以宣泄，致使情志不遂，气机郁结，络脉不通，气滞血瘀，或气机不畅，导致气不布津，久则津凝成痰，血瘀湿浊互结，酿为癌毒，积而成块。如《类证治裁·郁证》曰："七情内起之郁，始而伤气，继必及血。"《素问·举痛论》："喜则气和志达，荣卫通利。"《血证论》记载："肝属木，木气冲和条达，不致遏郁，则血脉得畅。"如《圣济总录》所云："使血气流通，则病可愈矣。"强调七情调摄对气机的运行十分重要，气机得通，营卫通利，血脉运行畅达，血瘀积滞无从而生，对于肝癌患者的治疗和预后有着重要的指导作用，周教授治疗肝癌的方药亦注意情志精神的调养，方药中常辅以酸枣仁、合欢皮等安心养神，以此使情志气机得畅。

# 急性胰腺炎治疗经验

急性胰腺炎是临床常见的急腹症之一，是指多种病因引起的胰酶激活，继以胰腺局部炎性反应为主要特征，伴或不伴其他器官功能改变的疾病。临床上，以急性发作的持续性上腹痛、恶心呕吐、发热、血清淀粉酶增高等为主要表现，具有起病急、病情重、并发症多、病死率高等特点。根据器官功能衰竭的有无和持续时间、并发症情况，可分为轻症、中重症和重症急性胰腺炎。近年来，急性胰腺炎的发病率有增加趋势。目前，中西医结合已成为急性胰腺炎主要的治疗手段，其中中医药发挥着重要作用，在缓解临床症状、减少并发症、缩短病程、改善预后、减少复发等方面均具有一定优势。此外，在临床防治中也有一定的指导作用。

急性胰腺炎属中医"腹痛"范畴。《素问·刺热》云："脾热病者……烦心，颜青，欲呕，身热，热争则腰痛，不可用仰俯，腹满泄。"《灵枢·厥病》云："厥心痛，痛如以锥针刺其心，心痛甚者，脾心痛也。"症状的描述与急性胰腺炎的临床表现比较符合。急性胰腺炎归属于中医"腹痛""脾心痛""胰瘅"等范畴。

# 一、病因病机

急性胰腺炎的病因主要与酒食不节、虫石内积有关，也可因跌仆损伤、情志不舒、感受外邪、素体亏虚等而发。过食辛辣肥甘，暴饮暴食，饮酒过度，可导致肝胆疏泄失司，胃肠熟腐传导失司，实热内积，湿热邪毒壅积；蛔虫上扰或肝胆湿热、胆汁郁结煎熬成石，则肝胆失于疏泄，通降受阻，阻塞胆腑气机；外部创伤致胰脏受损，则腑气不通，血瘀气滞；情志不畅，或暴怒伤肝，或忧思多虑，致肝气郁结或脾失健运，不通则痛；外感六淫之邪，传里化热，热郁中焦，里热积滞，因热致瘀，热毒血瘀互结；各种致病因素均可引起气机不畅，脾胃运化失司，痰湿内蕴，郁久化热，久则血瘀，浊毒渐生，有形邪实阻滞中焦，从而导致"腑气不通，不通则痛"。

急性胰腺炎可分为初期、进展期及恢复期，初期表现为正盛邪轻，多为气滞邪壅；进展期表现为正盛邪实，多为湿热内蕴、瘀毒互结、邪热内陷、上迫于肺、热伤血络，成气血逆乱之危症，瘀、毒互结是疾病加重及变证的病理基础，重症急性胰腺炎存在着邪从热化、热从燥化的病机特点；恢复期表现为正虚邪恋，多伴气血阴阳不足。其中初期及进展期属于急性胰腺炎的急性期。急性胰腺炎的病理性质为本虚标实，但以里、实、热证为主。病位在脾、胃、肝、胆，并涉及心、肺、肾、脑、肠。病机演变以湿、热、瘀、毒蕴结中焦而致脾胃升降传导失司，肝失疏泄为中心，基本病机为"腑气不通"，"瘀毒内蕴"则是其复杂多变、危重难治的关键病机。

## 二、用方用药经验及诊疗特色

### （一）分型治疗

根据对急性胰腺炎病因及病机的认识，周教授将其按急性期、缓解期分别进行分型治疗。

**1. 急性期**

根据"急则治标，缓则治本"的原则，急性期针对肝郁气滞、肝胆湿热、腑实热结、瘀热（毒）互结及内闭外脱的病机特点，分别辨证治疗。

（1）肝郁气滞

肝郁气滞型患者表现为脘腹胀痛，腹胀得矢气则舒，善太息，恶心呕吐，嗳气，大便不畅，舌淡红，苔薄白或薄黄，脉弦紧或弦数。治疗以疏肝理气通腑为主，方用柴胡疏肝散合清胰汤加减。药用柴胡、香附、炒枳壳、白芍、陈皮、川芎、生大黄（后下）、法半夏、黄芩、延胡索、郁金、丹参、木香、砂仁（后下）、甘草。

（2）肝胆湿热

肝胆湿热型患者表现为脘腹胀痛，大便黏滞不通，胸闷不舒，发热，烦渴引饮，小便短黄，身目发黄，舌红，苔黄腻或薄黄，脉弦数。治疗以清肝利胆湿热为主，方用茵陈蒿汤合龙胆泻肝汤或清胰汤加减。药用茵陈、龙胆草、大黄（后下）、栀子、柴胡、枳实、木香（后下）、黄连、延胡索、黄芩、车前子、通草、生地黄。

（3）腑实热结

腑实热结型患者表现为腹满硬痛拒按，大便干结不通，日晡潮热，胸脘痞塞，呕吐，口臭，小便短赤，舌红，苔黄厚腻或燥，脉洪大或滑数。治疗以清热通腑攻下为主，方用大柴胡汤合大承气汤加减。药用柴胡、枳实、半夏、黄芩、生大黄（后下）、芒硝（冲服）、白芍、桃仁、红花、厚朴、黄连。

（4）瘀热（毒）互结

瘀热（毒）互结型患者表现为腹部刺痛拒按，痛处不移，大便燥结不通，躁扰不宁，皮肤青紫有瘀斑，发热，小便短涩，舌红或有瘀斑，脉弦数或涩。治以清热泻火，祛瘀通腑，方用泻心汤，或大黄牡丹皮汤合膈下逐瘀汤加减。药用大黄、黄连、黄芩、当归、川芎、桃仁、红花、赤芍、延胡索、生地黄、丹参、厚朴、炒五灵脂、牡丹皮、芒硝（冲服）。

（5）内闭外脱

内闭外脱型患者表现为意识模糊不清，大便不通，肢冷抽搐，呼吸喘促，大汗出，小便量少甚或无尿，舌干绛，苔灰黑而燥，脉微欲绝。治以通腑逐瘀，回阳救逆，方用小承气汤合四逆汤加减。药用生大黄（后下）、厚朴、枳实、熟附子、干姜、甘草、葛根、赤芍、红花、生晒参（另炖）、代赭石（先煎）、生牡蛎（先煎）。

**2. 缓解期**

缓解期针对肝郁脾虚、气阴两虚、中焦虚寒、寒热错杂、瘀血阻滞的病机特点进行辨证论治。

（1）肝郁脾虚

肝郁脾虚型患者表现为胁腹胀满，便溏，纳呆，恶心，善太息，舌苔薄白或白腻，脉弦缓。治以疏肝健脾，和胃化湿，方用柴芍六君子汤加减。药用人参、炒白术、茯苓、陈皮、姜半夏、炙甘草、柴胡、炒白芍、钩藤。

（2）气阴两虚

气阴两虚型患者表现为少气懒言，潮热盗汗，胃脘嘈杂，神疲，口燥咽干，饥不欲食，大便干结，舌淡红，少苔或无苔，脉细弱。治以益气生津，养阴和胃，方用生脉散或益胃汤加减。药用人参、五味子、沙参、麦冬、冰糖、生地黄、玉竹。

（3）中焦虚寒

中焦虚寒型患者表现为腹部拘急疼痛，喜温喜按，心悸虚烦，虚怯少气，面色无华，乏力纳差，舌淡或舌红少苔，左脉细，或寸脉微弱而涩，尺脉紧弦，或右脉沉弱，左脉细弦而紧。治以温中补虚，和里缓急，方用小建中汤加减。药用饴糖、桂枝、芍药、生姜、大枣、炙甘草、丹参等。

（4）寒热错杂

寒热错杂型患者表现为心下痞满不痛，呕吐下利，口干口苦，纳差，少气懒言，呃逆频频，舌淡，苔黄白相间或黄厚腻，右关轻取浮滑，沉取无力。治以寒热平调，消痞散结，方半夏泻心汤加减。药用半夏、黄连、黄芩、干姜、甘草、大枣、人参、丹参等。

（5）瘀血阻滞

瘀血阻滞型患者表现为腹部包块，影像学发现腹腔积液、假性囊肿、包裹性坏死，口干不欲饮，局部刺痛或压痛，皮下瘀斑，舌淡暗或紫暗，苔薄白或黄白，脉沉弦或涩。治以活血化瘀，行气止痛，方用血府逐瘀汤加减。药用桃仁、红花、当归、生地黄、牛膝、川芎、桔梗、赤芍、枳壳、甘草、柴胡。若瘀血阻滞于左侧腹，可与桂枝茯苓丸加减；瘀血阻滞于小腹，可与桃核承气汤加减；瘀血阻滞于右侧腹，可与奔豚汤加减；瘀血水湿阻滞于脐周者，可与当归芍药散加减。

**3. 随症加减用药**

黄疸重者，加茵陈；热重者，加蒲公英、败酱草、紫花地丁、金银花、栀子、连翘；食积者，加焦山楂、焦麦芽、焦神曲、莱菔子；大便不通者，加芒硝；口渴明显者，加生地黄、玄参；腹胀明显者，加莱菔子、瓜蒌；痛甚加延胡索；瘀重者，加三棱、莪术；呕吐重者，加法半夏、紫苏梗、竹茹；便血或呕血者，加三七粉、茜草根；汗多亡阳者，加龙骨、牡蛎；因胆道蛔虫病引起者，加乌梅、川楝子、使君子；表现为结胸里实证者，加甘遂、芒硝；胆石症患者可加用利胆排石药物，如鸡内金、金钱草、海金沙等。

## （二）诊疗特色

### 1. 分阶段治疗

急性胰腺炎临床表现复杂多样，急性期与缓解期的病理机制、临床表现各不相同，一方一药不能解决其全部问题。急性期以标实为主，强调清热通腑，缓解期以本虚为主，治疗以益气养阴为主。尽管腑气不通是本病的基本病机，通里攻下应贯穿本病治疗的始终，但不同阶段治疗重点不尽相同。

### 2. 提倡早期使用中药

周教授指出，本病早期以里证、热证、实证为主，西医治疗要求禁食，但急性胰腺炎容易导致胃肠功能障碍，故提倡在西医治疗的基础上，早期应用中药治疗本病，以行气通腑、活血化瘀等治疗，协助脾胃功能尽早恢复。

### 3. 急性期强调泻热通腑

周教授认为，本病急性期主要病机为湿热、瘀毒蕴阻中焦，中焦气机不畅，宣泄不利，腑气不通所导致的一系列病理变化，以里证、热证、实证为主，故依据"六腑以通为用，通则不痛"的原则，提出以"通"论治急性胰腺炎的治疗大法。

周教授指出，本病早期多见寒热往来，呕吐，腹痛拒按，腑气不通，大便秘结，舌苔多厚腻，此为少阳阳明合病之证，应遵循"六腑以通为用"的原则，辨证选用大承气汤（大黄、芒硝、枳实、厚朴）、大柴胡汤（柴胡、黄芩、白芍、半夏、生姜、枳实、大黄）之类，重用通腑药物，以泻热通腑，使邪有出路；如《金匮要略》所述："按之心下满痛者，此为实也当下之，宜大柴胡汤。"此通法并非狭义的通下治法，而是根据患者的病机，采用相应的治则，以疏通脏腑经络气机，消除体内壅滞，而畅行气血津液。

### 4. 强调顾护阴液

尽管本病急性期以腑气不通为主，但在治疗上通泻不可一味苦寒、活血化瘀，而应注意顾护阴液，适当使用益气养阴的药物，在西医限制性液体复苏的同时，以中药辅助防治早期血容量不足和休克的发生，改善器官灌注，保护重要器官的功能。

## 5. 内外治相结合

急性胰腺炎的患者在治疗时，除了口服中药外，可予中药方灌肠，如使用大承气汤灌肠以协助泻热通腑，保持肠道功能；若患者腹部肿痛明显，可用四黄水蜜外敷以消肿散结。

# 慢性胰腺炎治疗经验

慢性胰腺炎是因反复发作的炎症，导致纤维结缔组织取代胰腺实质，胰腺的纤维化重组导致进行性胰腺外分泌和内分泌功能不全引起的疾病。在我国，慢性胰腺炎的发病率有逐年增高的趋势，但尚缺乏确切的流行病学资料。

## 一、病因病机

慢性胰腺炎属于中医"腹痛""泄泻""癥瘕"等范畴，其临床表现多样，可见腹痛、腹胀、腹泻、胁肋胀痛、恶心呕吐、黄疸、消瘦等。引起慢性胰腺炎的病因很多：饮食不节，暴饮暴食，或饮酒过量，损伤脾胃，胃失和降，脾失健运，痰湿中阻，湿热蕴结胃肠，则上腹胀痛呕逆；湿热蕴蒸肝胆，而见黄疸，大便秘结；情志郁结，肝失疏泄，横逆犯胃，气机郁滞，不通则痛，则见胁肋胀痛；肝胆不利，气滞血瘀，瘀血内阻，形成癥瘕积聚，如《灵枢·五邪》云"邪在肝，则两胁中痛，寒中，恶血在内"；胆结石术后创伤、胆胰梗阻等亦可加重黄疸；脾失统摄，水谷精微流失而为糖尿病；久病不愈，反复发作，致气血亏虚，中阳不振，运化失司，大便稀薄，泄利不止，形成胰源性腹泻；久病或劳欲过度，精血亏损，肝肾阴亏，则变证丛生。慢性胰腺炎的病机属虚实夹杂，本虚以脾虚为主，标实主要表现为气滞血瘀，二者相互影响，相互促进，导致恶性循环。

本病病位在脾，与心、肝、胆、肾、胃肠相关，辨证治疗应以实证为纲，兼顾其虚。

# 二、用方用药经验及诊疗特色

## （一）分型治疗

### 1. 寒实结滞

寒实结滞型患者病程较长，多见于老年体弱者，或复发性慢性胰腺炎患者。主要表现为腹痛拒按，得温则减，胁下胀满、纳差，呕逆，面色晦暗少华，大便难解，舌质淡，苔薄白，脉弦紧。治以温胰散寒、导滞止痛为主，方以清胰汤加减或大黄附子汤加减。

### 2. 热实结滞

热实结滞型患者多见于慢性胰腺炎急性发作。主要表现为腹痛拒按，痛连胁背，脘腹胀满，恶心嗳气，口干口苦，大便不通，苔黄腻，脉滑数。治以清热通腑、理气导滞为主，方用大柴胡汤或小承气汤加减。

### 3. 脾胃虚弱

脾胃虚弱型患者病程较长，病情较重，在临床上常见，日久可导致气滞血瘀。主要表现为倦怠乏力，食欲不振，脘腹胀满，肠鸣，纳谷不化，稍进油腻则大便次数明显增加，面色萎黄，消瘦，大便溏薄，舌苔厚腻，脉缓或虚弱。治以健脾理气为主，方选参苓白术散或香砂六君子汤加减。

### 4. 脾虚食积

脾虚食积型患者表现为神倦乏力，脘闷纳呆，腹满喜按，食则饱胀不适，面色萎黄，形体消瘦，夜寐不安，倦怠乏力，大便溏薄、酸臭或夹杂不消化的食物，舌淡胖，苔白，脉弱。治以健脾助运，消补兼施，方以清胰汤合保和丸加减。

### 5. 肝气郁滞

肝气郁滞型患者表现为脘腹胀满，一侧或双侧胁痛拒按，疼痛多与情志不畅相关，恼怒常使病情加重，嗳气或矢气后痛减，纳呆，大便或干或溏，舌暗苔薄，脉弦细或兼涩数。治以疏肝解郁，理气止痛，方选柴胡疏肝散加减。

**6. 肝胆湿热**

肝胆湿热型患者表现为胁肋灼痛或胀痛，或胁下有痞块，按之疼痛，发热，恶心，厌油腻，身重倦怠，或见黄疸，大便或闭或溏，舌红，苔黄腻，脉弦数或弦滑。治以清利湿热，方选清胰汤合龙胆泻肝汤加减。

**7. 气滞血瘀**

气滞血瘀型患者往往合并有胆道疾患或胰腺假性囊肿，多见于慢性胰腺炎发作日久者，主要表现为胸胁部或腹部针刺样疼痛，痛处不移，拒按，上腹部可扪及包块，身倦乏力，少气懒言，面色淡白或晦滞，舌淡暗或有紫斑，脉沉涩。此型已由气及血，病情较重。治法当以疏肝理气止痛、活血通瘀、调脾散结为主，同时应当顾护其虚，方以膈下逐瘀汤加减。

## （二）诊疗特色

**1. 从脾论治**

中医认为，脾与胰关系密切，《难经·第四十二难》曰："脾重二斤二两，扁广三寸，长五寸，有散膏半斤。"其中，"散膏"即为胰。著名中医学家何绍奇教授提出了"脾胰同源"的说法，认为胰的功能包含于脾的"转输"和"散精"之中，故周教授认为，治脾在慢性膜腺炎的治疗中应贯穿始终。周教授在治疗慢性胰腺炎时，常以补气健脾、燥湿健脾、温中健脾为原则，充分体现了"脾之运，贵在于健"的理念，使脾气得运，则气血得生，对于消瘦、纳呆、腹泻等症状的疗效尤佳。

**2. 从肝论治**

周教授认为，"肝脾调和，胆胰自安"，慢性胰腺炎与肝胆密切相关，张锡纯在《医学衷中参西录》中指出胰"时时散其膏液于十二指肠之中"，而其前提则是肝的疏泄功能良好，若肝郁失疏，胆汁分泌异常，则胰的转输、散精的功能会受到影响。故周教授在治疗慢性胰腺炎时，重视情志对病情的影响，会适当使用疏肝理气的中药，使肝气得疏，气机得顺。

**3. 以通为法，以实为纲**

周教授认为，尽管慢性胰腺炎的病程长，常可见消瘦、神疲、乏力等虚证，但该病实为虚实夹杂，辨证治疗时应以实证为纲，兼顾其虚。治疗其实证应当以通为法，包括了清热利湿、清肝利胆、疏肝理气、活血化瘀、燥湿等，同时其虚以调为主，二者结合。在治疗时，充分重视机体的气血、脏腑的通调，如《医学真传》所言："通之之法，各有不同，调气以和血，调血以和气，通也；下逆者使之上行，中结者使之旁达，亦通也；虚者助之使之通，寒者温之使通，无非通之之法也。"

### 4. 重视活血化瘀

慢性胰腺炎病情迁延，久病致瘀，瘀血凝结，阻滞脉络，形成缠绵难愈之腹痛、腹部包块，周教授临证常用活血化瘀法，认为其旨在使气血调和，达到止痛的目的，亦可使气血通和，荣养四肢形体。周教授认为，活血化瘀法能改善慢性胰腺炎腹痛、炎性假瘤或腹部包块、粘连梗阻等，临证常用膈下逐瘀汤、失笑散加减治疗。

### 5. 分期论治

慢性胰腺炎病程长，易复发，可分为急性发作期和缓解期，《黄帝内经》中提出"急则治其标，缓则治其本"的治疗原则，周教授也遵循这一原则，认为在治疗慢性胰腺炎时，应根据病情缓急确定治疗方法，不可一概而论，一成不变，应当在辨证的基础上进行分期论治。对于急性发作期的患者，临床上以腹痛、胁肋疼痛为主，治疗上以止痛为首要任务，常用理气止痛、活血止痛、清热利湿等治疗方法，而对于缓解期的患者，应当根据患者的病因进行治疗，缓解患者的临床症状；慢性胰腺炎病程长，所谓久病及肾，若出现肾虚症状时，当佐以补肾之药。

# 临证用药经验

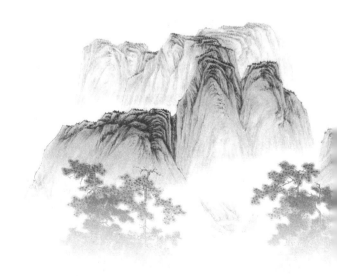

# 一、理气药运用经验

凡功能以调理气分、舒畅气机的药物，被称为理气药。因其善于行散气滞，故又称为行气药；作用较强者称为破气药。所谓气滞，就是指气机不畅、气行阻滞的证候。多由于冷热失调、精神抑郁、饮食失常，以及痰饮湿浊等因所致。气滞病证主要为胀满疼痛。气滞日久不治可进而生痰、动火、积留血液。理气药功能疏通气机，既能缓解胀满疼痛，又能防止胀、满、瘀的发生。所以，凡属气滞病证，及时应用理气药治疗具有重要意义。理气药大都味多苦辛，性多属温，能入脾胃肺肝经。

脾胃为气机升降之枢，气机升降失职，胃气上逆而不降，上则表现为或反酸或嗳气或呕吐；中则胀痛；下则泄泻或便秘。某种意义上说，调整气机是治疗脾胃病的关键，而理气药的有效运用是调整气机的关键，因此，善治脾胃病者，必善用理气药。临床诊疗中，周教授以善于运用理气药而著名，现将周教授治疗脾胃运用理气药的经验介绍如下。

## （一）用药概述

人体气机的失调，实际上包括三个方面：一方面是"升降"，这是从上下来讲的；中医认为脾升胃降，脾胃为气机升降之枢，脾胃功能失调，必然会表现为气机升降失调，脾胃病的六大症状——呕吐、嗳气、腹痛、腹胀、泄泻、便秘，也是脾胃升降失调的具体体现；影响气机升降失调的病因，最终也必然会影响脾胃的其他功能，比如热结肠道、大便不通、胃气不降，最终也会影响脾胃运化之职，导致食欲不振。另一方面是"左右"，实际上讲的是肝胃的问题；肝气横逆犯胃，或土壅木滞，影响左右的气机失调，出现脘胁胀满不适或疼痛；这个层次气机要以疏肝理气为主。再者，就是"表里出入"，病邪从表入里或从里出表，也存在一个气机的问题，这方面往往容易被忽视。李东垣治疗脾胃病非常注意表里及上下气机的疏通，常用升麻、柴胡主升，用小剂量的风药如羌活、防风等疏通表里之气机，使表里疏通邪有出路，这方面值得效法，临床常用的升阳益胃汤、补中益气汤均是这方面的典范。

## （二）常用药物或药对运用经验

从脾胃病的治疗来看，本类药物主要可分四类，第一类是理气消胀药，第二类是疏肝理气药，第三类是理气止痛药，第四类是化湿理气药，这只是从脾胃病的治疗来讲简单进行的分类。痛多由于气滞不通所引起，理气药往往具有止痛的作用，同时有些药物往往有多种功能，不能将其功能进行绝对划分。周教授在脾胃病的治疗中，常用的理气消胀药有厚朴、枳实、莱菔子、大腹皮、紫苏梗；疏肝理气药常用佛手、青皮、香附、香橼；理气止痛药则常用木香、乌药、延胡索、甘松、八月札；理气化湿药常用砂仁、白豆蔻、草果仁。

### 1. 乌药与木香

木香味辛，性温，善于行气而止痛，为行散胸腹气滞常用要药。每可与枳壳、川楝子、延胡索同用；对于胸腹胀痛，可与柴胡、郁金等品同用。又能入大肠经，治疗大肠气滞所致泻痢腹痛、里急后重的证候，可与槟榔、枳实、大黄等同用；对湿热泻痢腹痛，常与黄连配伍同用。此外，木香常用于补益剂中以舒畅气机，使补益药补而不滞，如临床常用的归脾汤即有此意。

乌药辛开温通，善于疏通气机，功能行散气滞、止痛，能上入肺、脾，舒畅胸腹之气滞，故凡寒邪气滞引起的胸闷腹胀或胃腹疼痛等症均可应用；本品又善于散寒止痛，周教授常与小茴香、青皮等配合同用，治疗寒疝腹痛，尤其是对下腹胀痛、舌淡苔白、寒象明显者常用；对于经行腹痛，可配合当归、香附等同用。

木香偏于中焦，散寒之力不及乌药；乌药偏于中下焦，不仅可用于胃脘胀满之疼痛，而且可以用于下腹部胀痛不适，临床木香、乌药常同用。对于肠道湿热，则木香与黄连同用，取香连丸之意；对食欲不振者，可将木香、藿香、葛根同用，化湿理气行滞；腹部胀满不适，治标之时可木香、藿香、香附、檀香同用，以理气消胀；小腹胀满不适、厥阴经寒滞者，则可乌药、小茴香、吴茱萸同用，理气散寒止痛；气滞水停者，则木香、槟榔同用，理气利水消肿；行气止痛时，则木香、延胡索同用。木香与郁金相配，名木金散，行气疏肝活血，对肝郁气滞引起的胸胁疼痛有效。

**2. 厚朴与枳实**

厚朴与枳实行气导滞，常配合应用。厚朴辛苦，性温，行气力缓，长于燥湿除满，且能下气平喘；枳实味苦，性寒，破气力强，长于化痰除痞，且有消积导滞的作用。厚朴偏于中焦，而枳实则偏于下焦；但是要注意，两药剂量超过30g时，患者往往有心悸症状。燥湿理气时则苍术、厚朴同用治疗，如脾胃病常用的化湿方平胃散中，厚朴与苍术相伍；行气导滞时则厚朴、枳实同用，如三物厚朴汤；便秘时厚朴、枳实同用，可以下气通便，如大小承气汤；脾虚便秘时则枳实与白术同用，取枳术丸之意，其中生白术量宜大。

**3. 砂仁、白豆蔻与草果仁**

砂仁芳香燥湿，和胃理气止痛，是广东地区治疗胃病时不可或缺的要药。砂仁性味辛温，归脾、胃经，行气调中，和胃醒脾。治疗腹痛、痞胀、胃呆、食滞、噎膈、呕吐、寒泄冷痢、妊娠胎动等。广东属岭南地区，多数为脾虚夹湿体质，砂仁化湿，理气用之正合。湿重气郁者，砂仁、白豆蔻同用；脾胃虚弱夹湿气滞者，则木香、砂仁合用；温胃安胎时，则砂仁、紫苏叶同用；由于湿浊内阻而恶心欲呕者，则半夏、砂仁合用，降逆和胃止呕；湿郁气滞，胃脘胀闷不适者，可用砂仁、胡椒煲猪肚汤。

白豆蔻性味辛温，归经归肺、脾、胃经。功能化湿消痞，行气温中，开胃消食，治疗湿浊中阻，不思饮食，湿温初起，胸闷不饥，寒湿呕逆，胸腹胀痛，食积不消。砂仁、白豆蔻二者功效在化湿温胃、理气止痛方面差别不大，所异者是砂仁能安胎和胃。临床上出现胃寒而口水多者，亦可将砂仁、益智仁合用，以散寒化湿摄唾。

草果则性温而燥，适用于寒湿内滞而气滞者。对湿浊内蕴，舌苔白腻难化者，可将石菖蒲、草果、藿香同用，以温化湿浊。

**4. 延胡索、甘松与八月札**

延胡索、甘松、八月札三药均有理气止痛之功。临床上，周教授在具体应用时也有所不同，其中延胡索用得较多，延胡索理气活血止痛，用于气滞胃痛时可与乌药合用；用于肝经郁热时，与川楝子合用即左金丸。甘松入血分而性温，对有寒性夹瘀之胃痛疗效较佳，如脾胃虚寒型胃痛可黄芪建中汤，但甘松性味芳香燥烈，用量不宜太大。而八月札性味平，入肝胃经亦入血分，有活血止痛之功。对肝气犯胃、气滞血瘀者疗效较佳，现代医学证明，其有抗癌作用，临床常用于各种消化道肿瘤的治疗。

### 5. 佛手、青皮、香附、香橼

佛手、青皮、香附、香橼四药均有疏肝理气之功，临床上应用也较多。青皮性较燥，常与陈皮合用，疏肝理气消胀。佛手则具有疏肝和胃、理气止痛之功，且有开胃醒脾之功，对肝郁气滞、食欲不振者尤为适用，常与乌药、炒麦芽合用，条达肝气而开胃气；与紫苏梗合用，则偏于理气宽中消胀；与木香合用，则理气消胀消食；与延胡索合用，则疏肝理气止痛，亦有消胀之功。香附则长于疏肝，对肝郁气滞明显者适用，如柴胡疏肝散；月经不调而有胃病亦可用香附。

### 6. 旋覆花与柿蒂

对于胃气上逆而呃逆者，临床也常用降气药。旋覆花降气消痰，对于胃气上逆之呃逆适用，也可用于梅核气，如旋覆代赭汤；而胃气上逆嗳气频频者，可用丁香、柿蒂降逆止呃。

### 7. 紫苏梗与陈皮

紫苏梗辛温，归肺、脾经，理气宽中，止痛安胎。用于胸膈痞闷，胃脘疼痛，嗳气呕吐，胎动不安。紫苏梗常与陈皮、香附同用，治疗气滞型胃痛及胃脘痞闷不适；食欲不佳时则与焦山楂、焦麦芽、焦神曲相伍；嗳气频频者则与丁香、柿蒂为伍，理气消胀，和胃降逆；湿滞气滞时则与藿梗相伍，理气化湿；也可加入荷叶，芳香化湿理气。紫苏梗还有安胎之功，妊娠期腹痛由气滞而致者，则往往以此品与砂仁、白术相伍，健脾理气安胎，和胃止痛。

## 二、健脾补气药运用经验

补气药包括补脾气、补肺气及补肾气三个方面，我们这里主要是讲补脾气的药。周教授崇尚李东垣，因此临床也善用补气药。脾气多虚，久病多虚，脾胃病迁延难愈往往与气虚有关。久病必虚，现代人饮食不节，常食肥甘油腻之品，久则伤脾，因此，脾虚者也多见。周教授临床以温补为多，然而如何健脾补气，则是一个复杂的问题，如何补，何时补，这是治疗脾胃病的关键之一。

## （一）用药概述

我们平时所说的脾虚，实际上是指脾气虚、脾胃虚弱，在脾胃病的发作中是主要病机之一。广东属岭南地区，此地区的人体质多属脾虚夹湿，脾虚往往需补，但补则助热，热则易上火，因此，掌握好补脾之法，即补脾不助热是非常关键的。对脾虚夹湿化热者，在某一阶段虽表现为以湿热内蕴为主的临床症状，此时切不可一味清热利湿而伤脾，否则湿热未清而正气更伤。治疗时宜少剂量补脾药与清热利湿药同用，以防伤脾；湿邪内聚困脾而致脾气更虚，也是脾虚的原因之一。在岭南地区，补脾往往与祛湿相结合，湿去则脾健。另外，补脾也忌呆补，要补中有运，要适当加入理气药，防止补而生滞。

## （二）常用药物或药对用药经验

### 1. 党参与太子参

党参、太子参都是进补常用的补益中药。在功用上，两者都有补气的功效，但效力强弱大有差别：党参胜于太子参，为平补之品；太子参虽补力最弱，而性较柔润，属清补之品，它具有补气生津之功，既可补气养血，又能清热滋阴，适用于气阴不足、热病，或病者伤津、口干乏力，或热邪未尽而正气已伤，以及小儿瘦弱不健，服之能益气扶正。临床使用时各有偏重，应区别应用。二者均可健脾补气，然党参性稍燥，而太子参较温和，对虚弱明显而无热象者，周教授常用党参，而虚象不显，有热象者，则用太子参，且往往用量较少。如气虚便秘，周教授往往将太子参与玄参合用，以益气养阴通便。对消化道肿瘤患者，后期气阴两虚者，有时党参、太子参合用，甚至党参、太子参、黄芪同用。

### 2. 北黄芪与五爪龙

北黄芪与五爪龙均有补气之功，然北黄芪性燥，南方之人用之往往易出现咽痛、口舌生疮之象。因此，南方人用之，必为气虚明显毫无热象者。周教授往往用于乏力、短气、脉象细弱，或有头晕临床无热象者。黄芪走表，对气虚汗多者用之极佳，玉屏风散即为此意。现代医学研究显示，此药可提高人体免疫力，消化道肿瘤患者以北黄芪、枸杞子、灵芝打粉冲服，久服可扶助正气，助正祛邪。五爪龙则性味较为平和，为岭南常用草药，以根入药，其性平味甘，辛有健脾补肺、利湿舒筋之功，用于脾虚浮肿、食少无力、肺痨咳嗽、盗汗、风湿痹痛、产后无乳等病证。此外，五爪龙又是一药食同源的植物，在广东地区民间用来煲汤，补而不燥，对气虚而有少许热象，或有化热之象者适宜。

### 3. 茯苓与白术

白术、茯苓均为健脾除湿药。脾喜燥而恶湿，白术甘以健脾补中，苦温补脾燥湿，功偏健脾燥湿，益气生血和中，消滞固表止汗。茯苓甘以健脾渗利，淡以利湿健脾补中，功用渗湿而益脾，利水渗湿，宁心安神。白术以健脾燥湿为主，茯苓以利水渗湿为要。两药伍用，一燥一渗，运利结合，使水湿除，水湿则有出路，而脾气健；健脾气而运水湿，为平补平利，达湿可除、肿可消、饮可化、诸恙悉除之功。周教授常以两药结合，配伍治疗脾胃病，加用砂仁、半夏健脾理气，化湿和胃止痛；加用佛手、木香，则调肝理气、化湿健脾止痛。临证灵活加减应用可起到意想不到的疗效。腹胀明显者，白术用量不宜过大，否则易生呆滞，导致腹胀加重。

### 4. 总结

健脾补气药在脾胃病的治疗中应用非常广泛，但如何用、用得好才是关键。临床上，有时我们辨证是脾虚，然而往往疗效不佳。请周教授会诊时，周教授将健脾药改为小剂量时，则疗效提高，充分说明健脾宜缓之理。另外，对脾虚夹湿热者一定要分清虚实，补虚胜过化湿热，且莫过于苦寒，否则失之千里。临床中，有的患者舌苔黄腻，他医用石榴皮、土茯苓治疗，结果患者腹泻加剧，改求周教授诊治，去此二味，以健脾为主则症状立减。治病之关键是辨阴阳虚实，补之得当其效也速，攻之失当则损也大。

## 三、化湿药运用经验

湿有内湿和外湿之分,内湿多乃脾胃运化失职,水湿不去而内聚;外湿则主要为久居湿地,或气候潮湿入侵肌体皮肤肌肉。脾胃病患者多以内湿为主,然也有兼杂外湿者。具体而言,治疗内湿有健脾化湿、芳香化湿、苦温燥湿、祛风化湿、利水渗湿之分;治疗外湿则以祛风化湿为主。脾胃病患者特别是广东地区的患者,往往脾虚夹湿,此时治疗脾胃病的重点及难点则是化湿。因此,通晓化湿之技,则等于掌握脾胃病的法门之一。

### (一)用药概述

广东为岭南地区,气候多湿;广东人往往脾虚夹湿,脾喜燥恶湿,湿邪不去则脾不得健。湿、痰、水、饮实为同源,因此脾胃病辨证时辨湿非常重要。首先,必须辨明是否有湿,如口味甜,女性白带多清稀,小便量多色清,大便稀溏,全身困重等,都表明有湿。其次,必须辨病位,辨明湿在表还是在里,湿在何脏何腑。湿邪在表则全身困重,在肝经则表现为阴囊潮湿。湿虽为一邪,然细辨之则湿可全身留滞。因此,祛湿之法虽多,必须根据临床辨证灵活运用。

### (二)常用药物或药对用药经验

#### 1. 健脾化湿药

常用的健脾化湿药有茯苓、太子参、山药、炒白术、薏苡仁等,这些药物健脾而不燥,同时可以祛湿,对于脾虚而夹湿者用之适宜。周教授治疗脾胃病也往往以党参、茯苓、炒白术为基础,进行加减治疗。其中,此类药物的用量,周教授主张不宜过大,多以10~20g为宜,因为脾虚夹湿者,过补则易助湿化热,而成湿热之邪,治疗则更为棘手。因此,缓补为宜,待脾虚得复,则水湿自然得运而化。就白术而言,炒白术能够健脾化湿,而生白术大剂量应用时则有通便之功。对于脾虚,升清降浊功能失调而导致的便秘,生白术从30g

起使用,重者可用至60g。山药既为药材亦为食材,功效健脾摄唾。对脾虚而食欲不振者可以山药、炒扁豆、薏苡仁炒熟,打粉食用,对小儿食欲不振者用之亦有效。肝硬化腹水者,为肝、脾、肾三脏功能失调,然脾虚湿停则是关键,周教授亦主张健脾化湿利水,以四君子汤为基础,并加重山药、薏苡仁、炒扁豆用量,往往可在平淡中见奇效。

**2. 芳香化湿药**

常用的芳香化湿药有藿香、佩兰、草果、白豆蔻等,其中藿香、佩兰兼有解表之功,佩兰与泽兰相配,可清除口中异味,化湿祛腐;对于口臭者,可以佩兰、泽兰、藿香、薄荷泡水代茶饮,往往有效。草果则往往是用于湿浊内蕴,舌苔白厚而腻较甚者,用之少量可起到芳香温燥化湿的作用。周教授临床常用藿香、木香、佩兰相伍,芳香化湿,称为"化湿三药";如湿浊更重不得化,则加用葛根以升清化湿,称为"化湿四药";苔如积粉难化者,加用石菖蒲,则称为"化湿五药";如仍难化,可加用莱菔子降气消痰,称为"化湿六药";湿在下焦者,可加用萆薢;大便黏滞不爽、肛门坠重者,亦多为湿邪为病,周教授往往于健脾药中加重藿香、佩兰以化湿。

**3. 苦温燥湿药**

常用的苦温燥湿有苍术、厚朴等,大剂量苍术可燥湿祛风,如平胃散是以此二药合用为主。如湿蕴化热,则可加重少量黄连,起苦寒燥湿之功。

**4. 利水渗湿药**

常用的利水渗湿药有泽泻、车前子、滑石、通草、萹蓄等。此类药淡渗利尿,使湿从小便而出。周教授治疗脾胃病时对湿滞而肿胀者,如下肢水肿或面色虚浮而肿,或小便不利者,喜用利水湿渗药。其中,滑石可使湿从下窍而出,有滑利作用,用于湿热内聚而二便不通者尤其有效。久泄不止,利小便以实大便,加用车前子一味,往往可起到意想不到的疗效。大便稀溏而次数不多者,重用利水渗湿药如疗效不佳,则说明清阳不升,可加用升麻、葛根以升清阳。

**5. 祛风化湿药**

风能祛湿,祛风化湿也是临床治疗脾胃病的常用治法之一。对久泄而湿聚者，如果用健脾补肾法疗效不佳，周教授往往改用祛风化湿法，如加用防风、葛根等，可使疗效大大提高。湿在表，则多用祛风化湿药，如羌活、独活、防风，此类药物不仅可祛表湿，也可疏通表之阳气；从卫气营血的层次看，湿滞营卫，则营卫为湿邪闭阻，以祛风化湿之药走表化湿，疏通营卫，卫为表阳，表阳得通，湿邪得化，东垣升阳益胃汤即为此意。

**6. 总结**

湿邪内聚在脾胃病的病机中起着重要的作用，如何化湿也是我们治疗脾胃病的关键之一。因此，我们必须掌握化湿药的临床运用，做到得心应用方能疗效突出。临证时应根据湿产生的病机而选用药物。

# 四、安神药运用经验

周教授认为，心胃相关，情志失调是脾胃病的主要病机之一。情志失调导致脾胃运化功能失调，从而出现临床症状，这是脾胃病的发病模式之一。当然，脾胃运化失调，土壅木滞，也会影响人的情志。因此，解郁安神药在脾胃病的治疗中起着重要的作用。从中医认识人体来看，疾病实际有在形与在神之分，在神之病只能调神，此时调形往往疗效不佳，这也是在临床中很多焦虑症、抑郁症的患者有胃肠症状时，无论怎么使用治疗胃病的药，往往疗效不佳的原因；而西药一用抗焦虑或抗抑郁药，症状便会得到缓解。当然，由神及形、由形及神，形与神本身密不可分，脾胃病既有"神"病也"形"病，用药时二者必须同时治疗，方能起效。

## （一）用药概述

凡以宁心安神为主要功效，用于心神不安病证的方药称为安神药。根据药物来源及应用特点不同，安神药可分为重镇安神药和养心安神药两类。前者为质地沉重的矿石类物质，如朱砂、琥珀、磁石等多用于心悸失眠、惊痫发狂、烦躁易怒等阳气躁动、心神不安的实证；后者为植物药，如酸枣仁、柏子仁、远志、合欢皮、夜交藤等，具有养心滋肝的作用，用于心肝血虚、心神失养所致的心悸怔忡、失眠多梦等神志不宁的虚证,并常与补血养心药同用以增强疗效。

## (二) 常用药物或药对用药经验

### 1. 合欢皮、合欢花与夜交藤

合欢皮甘平,入心、脾经,解郁安神,常用于情志不遂、忧郁而致失眠、心神不宁等,临床多与柏子仁、丹参、酸枣仁等同用,以增强养心开郁、安神定志之功;除安神解郁外,合欢皮还有活血消肿、生肌续骨之功。夜交藤性平,无毒,味甘微苦,入心、肝经,有安神养血、祛风通络的功效,主治阴虚血少、虚烦不眠、风湿痹痛、皮肤痒疹等。夜交藤的煎服剂量一般为 10～30g,还可煎水外洗或捣敷外。合欢皮与夜交藤合用,可以起到安神解郁和胃之功,临床治疗脾胃病,但见有失眠、心烦者往往加用此二味,可使疗效大大提高。合欢花味甘苦,性平,归心、肝、脾经,安神解郁,理气和胃,清肝明目,主治忧郁失眠,胸闷食少,风火目疾,视物不清,可与香橼、郁金、佛手、木香等同用,以疏肝解郁和胃。

### 2. 素馨花与玫瑰花

素馨花为周教授常用之药,此药苦平,无毒,功效疏肝解郁,行气止痛。主治肝郁气滞所致的胁肋脘腹作痛,下痢腹痛。用于胃痛、肝炎、月经不调、痛经、带下、口腔炎、皮肤瘙痒、睾丸炎、乳腺炎、淋巴结结核。素馨花还具有护肤美容之功,亦有人在临床中用于治疗肝癌、胃癌、肠癌引起的疼痛,尚可用于治疗多种原因引起的贫血,疗效显著。周教授对患者情绪不宁、言语喋喋不休,且描述症状多而善变者,往往加用此药。周教授认为,凡症状不定多为心病,治疗时强调解郁安神和胃。玫瑰花清而不浊,和而不猛,柔肝醒胃,理气活血,宣通气滞,而无辛温刚燥之弊,具有活血调肝、理气止痛之功,临床常与佛手相配,一入气分,一入血分,共起调肝理气、解郁止痛之功,对肝郁气滞而胸腹胁痛者有效。

### 3. 绿萼梅

绿萼梅能疏肝和胃化痰,治疗梅核气、食欲不振、头晕、瘰疬。本品芳香行气，入肝胃，能疏肝解郁、醒脾理气和中。治疗肝胃气滞之胁肋胀痛、脘腹痞满、嗳气纳呆等，可与柴胡、佛手、香附等配伍。本品芳香行气化痰散结，治疗痰气郁结之梅核气，可与半夏、厚朴、茯苓相伍。

**4. 龙骨与牡蛎**

龙骨入心、肝、肾、大肠经，具有重镇安神、镇惊安神、敛汗固精、止血涩肠、生肌敛疮之功。龙骨可治疗惊痫癫狂、怔忡健忘、失眠多梦、自汗盗汗、遗精淋浊、吐衄便血、崩漏带下、泻痢脱肛、溃疡久不收口等。牡蛎味咸、涩，性微寒，归肝、心、肾经，质重镇降，可散可收。牡蛎具有平肝潜阳、镇惊安神、软坚散结、收敛固涩的功效，主治眩晕耳鸣、手足震颤、心悸失眠、烦躁不安、惊痫癫狂、瘰疬瘿瘤、乳房结块、自汗盗汗、遗精、尿频崩漏、带下、吞酸胃痛、湿疹疮疡。龙骨与牡蛎相伍，可起到重镇安神之功，对心神不宁而肝气郁滞引起的胃痛有效。周教授临床中常将其用于顽固失眠而有脾胃症状者。

**5. 柏子仁与酸枣仁**

酸枣仁味酸甘，性平，入心、脾、肝、胆经，能养肝宁心、安神敛汗。治疗虚烦不眠、惊悸怔忡、烦渴虚汗。酸枣仁味酸，用于脾胃病时量不宜过大，以20~30g为宜。但如果用于肝血虚导致的失眠患者，可用至60g。柏子仁是脾胃病失眠时的常用药，主要是柏子仁既可安神又可润肠通便，因此对有便秘而又睡眠不佳者，用之效果良好。

**6. 茯神与远志**

茯神为多孔菌科植物茯苓菌核中间天然抱有松根（即茯神木）的白色部分。可宁心安神利水，治疗心虚惊悸、健忘失眠、惊痫、小便不利。《名医别录》曰："疗风眩，风虚，五劳，口干。止惊悸，多恚怒，善忘。开心益智，养精神。"对于脾胃虚弱有失眠且伴有心悸者，用之较佳。

远志性味苦、辛，性温，归心、肾、肺经。功能安神益智解郁，治疗惊悸健忘、梦遗、失眠、咳嗽多痰、痈疽疮肿。远志同时有化痰湿之功，因此对脾胃虚弱、痰湿扰心之失眠、心悸有效。茯神与远志均可治疗脾胃虚弱之失眠，然远志偏重于化痰，茯神偏重于健脾化湿。远志用于痰湿入心包经引起的失眠疗效较佳，此时周教授多将远志与郁金配伍使用。

# 五、补益药运用经验

## （一）用药概述

脾胃病之虚证虽以脾虚为主，然临床中也不乏肾虚、血虚、阴虚者，如何调补也是一个值得思考和研究的问题。脾胃与其他脏腑在功能上密切相关，如脾肾阳虚者，单纯补脾则疗效不佳，脾肾同补则疗效立见；脾胃虚证本身也存在脾气虚、脾阳虚、脾阴虚、胃阴虚的问题，这里专门结合脾胃病虚证，讲述周教授运用其他补益药治疗脾胃病的经验。

## （二）常用药物或药对用药经验

### 1. 补肾助阳药

常用的补肾帮阳药有补骨脂、淫羊藿、益智仁、附子、杜仲、川续断、肉桂、肉苁蓉等，对于脾肾亏虚之泄泻，周教授往往以四君子汤合四神丸加减，其中补骨脂为油脂类药物，用量不宜过大；腰痛明显者，加杜仲、川续断；肢寒畏冷者，加仙灵脾；肾阳虚明显者，则加用附子、干姜。益智仁可补肾摄唾，对脾肾亏虚而口水多者用之良好；对胃痛而兼肢寒畏冷、脉细弱者，多加用仙灵脾补阳气，加用白芷散寒止痛，疗效显著。肾为胃之关，肾阳亏虚则脾胃腐熟功能欠佳，温补肾阳往往能促进食欲，因此，对食欲差而补脾无效者，往往可加入补肾助阳药，以期提高临床疗效。

### 2. 养阴药

常用的养阴药有石斛、沙参、玉竹、黄精、天花粉等，胃阴虚者多口干多饮，舌面如镜面，光洁无苔，脉细弦。此时治疗宜益气养阴，选用益胃汤加减，临床中要注意阴虚，口干多饮者要考虑有阴虚，石斛一药既养阴，又能益胃，是治疗胃阴虚的良药，可将石斛与鸭肉煲汤，或与太子参煲汤，益气养阴。阴虚便秘则可将玉竹、沙参、玄参等同用；肝阴不足而胁痛者，则沙参、生地黄同用，如一贯煎。

### 3. 肝寒之胃痛用药

厥阴肝寒实难辨别，颠顶头痛出现恶心、呕吐多为肝寒，然胃痛为肝寒者也不少。胃脘部隐痛不适，辨为黄芪建中汤而用之，疗效不佳者，多为肝寒，加用吴茱萸往往有效。吴茱萸入肝经，既可散肝寒，也可引药入肝经、清肝热，如左金丸则为此意。肝寒郁外化热而气郁者不少，需细辨方能识证，如乌梅丸证实为肝寒郁热，左金丸亦为此意。

### 4. 血虚之胃痛用药

临床上很少提血虚之胃痛，然胃为多气多血之腑，血虚则易成瘀，出现血虚夹瘀之胃痛。对久治不愈之胃痛也可考虑补气养血，方以四物汤加减治疗。周教授曾遇一胃痛患者，多法治疗无效，后改为圣愈汤治疗，疗效竟出奇地好，患者自己者将方子抄下来，痛时则吃几剂，使用均有效。

### 5. 脾阳虚与脾气虚用药

从《伤寒论》的用方看，补气者较少，而补阳者则较多，补脾多用桂枝、干姜。理中汤、建中汤类方实际用补阳者多，而用补气者较少。因此，扶阳学派强调补阳，认为人多患阳虚之证，多用附子补阳，需要注意的是，也不能一味地强调补阳，补气也不失为一个好方法。通过补气而补阳，对广东人尤其实用，此法可避免升阳助火。

### 6. 总结

从以上几个特殊类型，我们可以看出，脾胃病除补脾外，其他温补药也会经常用到，因此，我们要也要学习补肾、补血、补阴等法，从而提高临床疗效。

# 六、岭南中草药运用经验

周教授治疗脾胃病用药有一个特色，就是喜用广东本地药材，而且善于运用本地药材，这些药物是我们在大学时没有学过的，更谈不上运用，周教授在临床中将岭南中草药运用得十分广泛，疗效显著，现将其常用的岭南中药材运用经验总结如下。

## （一）用药概述

从古至今，岭南的许多医家和民间医生在治疗疾病方面，善于运用生长于岭南本地的草药或药材，并积累了大量的临床用药经验，为保障岭南人民的健康作出了贡献。从已有记载进行分析，岭南本地草药多属植物性草药，而且多为一年生的草本植物，其性味多苦寒，大多具有清热利湿或祛湿的功效。常用的岭南中草药有布渣叶、鸡蛋花、两头尖、白背根木、芒果核、木棉花、火炭母、崩大碗、鬼针草、鹿衔草、毛冬青等。

## （二）常用药物或药对用药经验

### 1. 清肠道湿热药

清肠道湿热多运用黄连、败酱草等药，然而周教授临床往往喜用布渣叶、土茯苓、木棉花、鸡蛋花等，用于治疗大肠湿热所致的泄泻、痢疾、腹痛等。周教授认为，此类药物多微寒微苦，较为轻灵，清湿热而不伤脾胃；广东人体质多脾虚夹湿热，苦寒则伤脾，湿热未清而出现脾虚加重，较为棘手，用此类药物则较为适宜。临床中见舌淡嫩，舌体胖大而苔薄黄者，往往以此类药加减，特别是平时体虚，脉细弱者，忌用苦寒伤胃之品。患者虽有舌苔偏黄或口苦等表现，也不可猛攻，应在健脾益气的基础上，酌加布渣叶、鸡蛋花等岭南中草药。

### 2. 清热解毒药

常用的清热解毒药有土牛膝、岗梅根、火炭母、十大功能叶。土牛膝苦甘，性寒，功效清热利咽，泻火解毒，对湿热内滞证或便秘而均有咽痛者较为适宜。火炭母微苦、微酸，性寒，功效清肺利咽，清热利湿，对肠道湿热内滞引起的痢疾及腹痛有效，周教授常用火炭母治疗溃疡性结肠炎、急性胃肠炎等。岗梅根味苦甘，性寒，归肺、肝、大肠经，清热解毒，生津止渴，对于肺炎咳嗽，胃食管反流病引起的咳嗽、咽痛或咽部异物感，周教授在临床常用。

### 3. 消食导滞药

常用的消食导滞药有鸡矢藤、独脚金。特别是独脚金，性味甘淡，微寒，功效清热消疳，善清肝热以消疳积。对小儿因食滞而引起的腹痛、纳呆、疳积疗效较佳。周教授临床中常让病患者以此药煲汤，药食同源，可取得不错的疗效。鸡矢藤则清热祛湿消滞，也有止痛的作用，临床常用于食滞夹湿热者。

**4. 止痛药**

常用的止痛药有两面针、救必应。两面针又名入地金牛，味辛苦，性平，功效为行气止痛、祛风湿，常与救必应、鸡骨香同用，治疗胃溃疡及胃炎等，对牙痛及胃痛因于热者用之疗效突出。周教授常将救必应用于湿热胃痛，肠道湿热则用火炭母。

**5. 肝病用药**

常用的肝病用药有田基黄、白背叶、叶下珠、广东金钱草、溪黄草。其中，叶下珠微苦甘，微寒，清热利尿，清肝明目，清肝经湿热。白背叶也是周教授治疗肝病的常用药物之一，白背叶微苦涩，性平，有疏肝活血、清热祛湿之功，用于肝瘀血滞所致的胁肋疼痛、肝脾肿大，可用于治疗慢性肝炎，有降酶及缩小肝脾的作用。

**6. 消化道肿瘤用药**

常用消化道肿瘤用药有八月札、急性子、石见穿等。周教授尤其喜用八月札，其味苦，性寒，归肝、脾经，疏肝理气，活血止痛，除烦利尿，临床常用于肝癌、胃癌等消化系统肿瘤，以及肺癌、乳腺癌等；还能治疗癌性疼痛及肝胃气痛。急性子微苦而温，祛瘀散结，临床用于治疗食道癌，可配伍石见穿、半枝莲、瓜蒌等。

**7. 总结**

岭南中草药是岭南地区人民长期与疾病做斗争的武器，具有鲜明的地方特色，特别适合于岭南气候及岭南地区人们的体质，很多药物的使用经验值得我们深入挖掘及学习。

# 七、药对运用经验

药对是中医临床常用的相对固定的两味药的配伍组合，是中药配伍应用的基本形式。广义药对也可以是三个或四个药物组成，相对固定、具有一定功效的药物组合。药对往往组成固定，具有同类相须、异类相使或升降合用等形式，也可以把药对看成是简单的方剂。周教授在长期的脾胃病临证中，积累了大量的药对运用经验。

## （一）用药概述

### 1. 常用药对运用经验

（1）同类相须

同类相须是指把具有相同或相似功效的药物同用，使其发挥更强的疗效。

①黄芪与五爪龙

黄芪又名北黄芪，味甘，性微温，归脾、肺经，功效补脾升阳，益肺固表，利尿消肿，托毒生肌；黄芪有较好的补脾气作用，亦常用于改善脾虚之倦怠乏力，食少便溏等症。五爪龙又名五指毛桃，亦称南黄芪，味甘，性微温，有健脾化湿、行气化痰、舒筋活络之功。北黄芪为温补脾肺之良品，南黄芪为平补脾肺之要药。周教授认为，南黄芪相对北黄芪而言，补气之力稍逊，但性偏平凉，补气而不助相火，益脾而无壅滞之弊，适用于体质多湿热而气虚者。周教授常将二者合用，补而不燥，健脾益气之力益彰显，疗效显著。根据患者脾气虚弱的程度，黄芪用量 15～30g，五爪龙用量 20～30g。

②青皮与陈皮

陈皮、青皮虽属一物，但由于成熟程度不同，功效也有所差异。二者均能行气、消积、化滞，均可用于食积痰湿、脘腹胀痛、食少吐泻等症。陈皮为成熟的果皮，其性较缓，温和不峻，质轻上浮，主理肺脾气滞，擅长理气调中，燥湿化痰。青皮为未成熟的果皮或幼果，其性较猛，沉降下行，主疏肝利胆，功用偏于疏肝止痛、破滞消积，故前人有"陈皮升浮，青皮沉降"之说。对于肝脾同病或肝胃失和之证，出现脘腹胀痛等症状，常将青皮与陈皮合用，既能行气止痛，又能疏肝调中。常用剂量：陈皮 6～10g，青皮 6～10g。

③藿香与佩兰

藿香味辛，性微温，入脾、胃经，芳香化湿，和中止呕，解暑辟浊；佩兰辛平，入脾经，醒脾化湿，清暑辟浊。《本草正义》言藿香："芳香而不嫌其猛烈，温煦而不偏于燥热，能祛除阴霾湿邪，而助脾胃正气。"既能散表邪，又能化里湿，多用于夏秋之季，以增强醒脾和胃、辟恶止呕、化湿解暑之力。佩兰气味芳香，既能表散暑邪，又能宣化湿浊，主治夏日受暑、头昏等病证。周教授在夏秋湿气当令之时，见倦怠无力、头身困重、胸脘痞闷、纳呆恶心、呕吐腹泻、舌苔浊垢者，必用藿香与佩兰，以芳香化浊，清热祛暑，和胃止呕，醒脾增食，往往速效。常用剂量：藿香 10g，佩兰 10g。

（2）异类相使

异类相使是指把两个功用或药性不同的药物配伍，各取所长，而使药效加强。

①乌药与浙贝母

乌药味辛，性温，归肝、脾、肾、膀胱经，能行气止痛，温肾散寒，为治疗寒凝气滞胸腹诸痛之要药。浙贝母味苦，性寒，归肺、心经，善清热化痰，散结消肿。在治疗胃痛时，周教授将乌贝散中的海螵蛸改为乌药，则将制酸止痛变为行气止痛。常用剂量：乌药 15g，浙贝母 15g。

②厚朴与枳实

厚朴味苦、辛，性温，归脾、胃、肺、大肠经，化湿导滞，行气平喘，有燥湿消痰、下气除满的功效；枳实味苦，性寒，入脾、胃经，长于破气行痰，以通痞塞。临床对于脘腹胀满，痰盛喘咳，大便不畅之实证者，周教授常用二者为伍以行气破气，理脾胃，消痞满。李东垣在《脾胃论》中记载厚朴"能升能降"，其上浮入肺治疗痰饮喘咳，中调脾胃化湿除胀满，下沉行气宽肠通积滞。枳实得厚朴之力，亦可上行入肺除胀，又因肺与大肠相表里，故开肺气而助攻下。厚朴、枳实的常用剂量均为 l0g。

③甘松与甘草

甘松味辛、甘，性温，归脾、胃经。甘松有行气止痛、开郁醒脾之功效。主治脘腹冷痛胀满，不思饮食，胸痛，牙痛。甘草味甘，性微寒，归心、肺、脾、胃经。甘松味苦而辛，服药时气味令人难以忍受；而甘草调和药性，味甘，甜味浓郁，可矫正甘松的滋味，对于气滞之脘腹胀痛，周教授合用甘松及甘草，既能行气止痛，开郁醒脾，又能纠正甘松之特殊气味，有助于患者服用药物。常用剂量：甘松 10g，甘草 10g。

（3）升降合用

升降合用是指根据药物升降浮沉的不同特性进行组合，调整药物的作用趋向。

①柴胡与枳实

柴胡味苦，性平，入肝、胆经，疏肝开郁升清阳，能开气分之结；枳实味苦，性寒，入脾、胃经，长于破气行痰，以通痞塞。柴胡主升，枳实主降；柴胡疏肝，枳实理脾。柴胡与枳实为伍，升降气机，调理肝脾。周教授对于肝脾不和、气机逆乱之胸腹胀满，食滞难消，嗳气频作者，用之效果显著。常用剂量：柴胡 10~20g，枳实 10~15g。

②龙骨、牡蛎与合欢花

龙骨味甘、涩，性平，入心、肝、肾经，平肝潜阳，镇惊固涩，敛疮生肌；牡蛎味咸，性平、微寒，入肝、胆、肾经，潜阳固涩，软坚散结，制酸止痛，常配合生龙骨平肝益阴，潜敛浮阳；合欢花味甘，性平，入心、脾、肺经，舒郁理气，安神活络。生龙骨与生牡蛎的功用相近，质体重坠，相互为用，益阴潜阳，镇静安神，制酸散结。龙骨和牡蛎配以安神解郁之合欢花，是周教授治疗脾胃病的多年经验积累。临床常见肝脾不和的患者，除有腹部胀满、嗳气反酸、大便不调，每因情志不遂而诱发等症外，多伴有烦躁焦虑、失眠多梦、心神不宁，周教授常于疏肝理气、健脾调中的方剂中加入此药对，往往取得较好的疗效。常用剂量：生龙骨或（和）生牡蛎 30g（先煎），合欢花 15g。

# 临证常用经验方

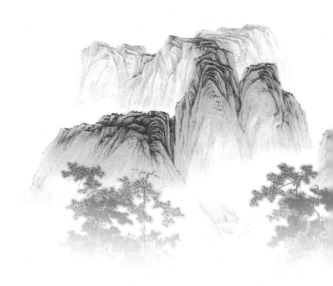

## 一、调肝方

组成：柴胡 10g，绞股蓝 10g，草决明 15g，丹参 20g，腊梅花 10g，葛花 10g，茯苓 15g，佛手 10g，泽泻 10g。

功效：调肝醒脾，清肝明目，开胃化痰，祛湿化瘀，清热解毒，化浊降脂。

主治：脂肪肝等肝病，高脂血症，痛风，高尿酸血症，肥胖症。

## 二、健脾止泻汤

组成：熟党参 20g，炒白术 15g，茯苓 20g，补骨脂 20g，广木香 10g（后下），广陈皮 10g，甘草 5g。

功效：健脾止泻，和胃理气。

主治：慢性泄泻，体倦乏力，脘腹痞满，舌淡胖，苔白，脉细者。

## 三、固肾助阳汤

组成：补骨脂 25g，巴戟天 20g，淫羊藿 10g，山茱萸 15g，茯苓 15g，炒白术 15g，泽泻 15g，陈皮 10g。

功效：补肾助阳，固摄元气，健脾和胃。

主治：阳痿早泄，腰酸腿软，记忆力减退，四末不温，腹胀腹泻，胃纳欠佳者。

## 四、和胃消胀方

组成：炒白术 15g，茯苓 15g，厚朴 15g，广木香 10g（后下），春砂仁 10g（后下），乌药 15g，佛手 10g，紫苏梗 15g，甘草 5g。

功效：和胃运脾，行气消胀。

主治：脘腹胀满，绵绵隐痛，嗳气则舒，食欲不振者。

## 五、胃疡方

组成：五爪龙 30g，太子参 15g，生田七 10g（先煎），延胡索 15g，乌药 15g，救必应 30g，蒲公英 15g，瓦楞子 20g（先煎），甘草 5g。

功效：健脾清热，活血化瘀，理气止痛。

主治：消化性溃疡，糜烂性胃炎，症见胃脘疼痛，嗳气反酸，口苦口臭，大便不畅，舌质暗红，舌苔黄，脉弦细者。

## 六、痛泻灵汤

组成：炒白术 15g，白芍 15g，防风 10g，广木香 10g（后下），乌药 15g，藿香 10g，葛根 15g，合欢花 10g。

功效：健脾疏肝，理气止痛，和胃安神，调肠止泻。

主治：腹胀腹痛，痛则欲便，泻后痛减，大便时烂时干，大便有不尽感，睡眠欠佳者。

## 七、润通方

组成：熟党参 30g，生白术 30g，当归 10g，生地黄 15g，柏子仁 30g，火麻仁 20g，厚朴 15g，枳壳 15g，陈皮 10g。

功效：健脾益气，补肾滋阴，润肠通便，理气消胀。

主治：大便干结，排便困难，气短乏力，临厕努挣，腹胀腹痛，口干口臭等症状者。

## 八、胃萎汤

组成：黄芪20g，太子参20g，生田七10g（先煎），延胡索15g，郁金15g，八月札15g，蒲公英15g，广木香10g（后下），厚朴15g，甘草5g。

功效：益气养阴，活血化瘀，清热解毒，理气消胀。

主治：慢性萎缩性胃炎，或伴肠化生、不典型增生；糜烂性胃炎，或伴肠化、不典型增生者。

## 九、疏肝方

组成：柴胡10g，白芍15g，佛手10g，茉莉花10g，槐花10g，郁金15g，乌药15g，桔梗10g，甘草5g。

功效：疏肝解郁，清心除烦，安神和胃，宽胸理气。

主治：两胁不适，胸胁苦满，善叹息，嗳气则舒，心烦心悸，焦虑多疑者。

## 十、安神和胃汤

组成：酸枣仁20g，灵芝10g，龙眼肉15g，合欢花10g，炒白术15g，茯苓15g，莲子20g，浮小麦30g，甘草5g。

功效：养心血，安神志，健脾胃，解郁气。

主治：失眠多梦，焦虑抑郁，心烦心慌，胃胀纳差。

## 十一、利胆消石汤

组成：柴胡10g，赤芍10g，鸡内金15g，羊草结15g，金钱草30g，穿破石20g，海金砂10g（包煎），郁金15g，广木香10g（后下），春砂仁10g（后下），甘草5g。

功效：利胆和胃，行气消石，理气止痛。

主治：胆石症、胆囊炎、肝内胆管结石，症见胁背胀痛，脘腹胀满，口干口苦，大便不畅，小便短赤等症状者。

## 十二、益气利水汤

组成：黄芪90g，生白术30g，猪苓30g，淫羊藿15g，楮实子30g，桂枝10g，泽兰15g，大腹皮30g，厚朴15g，商陆10g，甘遂末2g（冲服）。

功效：健脾益气，补肾温阳，利水消肿。

主治：肝硬化腹水，属脾肾两虚者。

## 十三、鳖甲软肝汤

组成：鳖甲20g（先煎），炒白术15g，白芍15g，赤芍15g，丹参15g，茯苓15g，猪苓20g，柴胡10g，绵茵陈20g，珍珠草30g，灵芝10g，甘草5g。

功效：软肝散结，活血化瘀，清热祛湿。

主治：肝炎、肝纤维化、肝硬化，证属瘀血型者。

## 十四、三草退黄汤

组成：鸡骨草30g，溪黄草30g，金钱草30g，茯苓15g，炒白术15g，绵茵陈20g，牡丹皮15g，赤芍15g，墨旱莲20g，柴胡10g，厚朴15g，甘草5g。

功效：清热退黄，利胆祛湿，疏肝和胃。

主治：身目发黄，小便短赤如浓茶，皮肤瘙痒，脘腹痞满，口干口苦，胃纳欠佳者。

## 十五、解毒凉血饮

组成：败酱草 30g，紫珠草 30g，火炭母 30g，金银花 15g，川黄连 5g，仙鹤草 30g，生田七 10g（先煎），墨旱莲 15g，乌药 15g，广木香 10g（后下），甘草 5g。

功效：清热解毒，凉血止血，行气止痛。

主治：溃疡性结肠炎、克罗恩病活动期，症见黏液血便，里急后重，腹胀腹痛，口干口臭，舌暗红，苔黄腻，脉弦滑等症状者。

# 临证医案

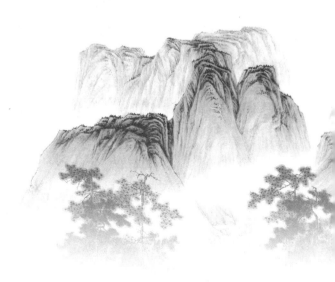

## 一、口疮医案

患者马某，女，37 岁，因"反复口腔溃疡 2 年"就诊，初诊日期：2012 年 5 月 12 日。

现病史：患者诉 2 年前反复出现口腔溃疡，严重时整月不愈，疼痛难忍，多于月经前发作，平素心烦易怒，口干渴，胃纳可，二便调。查体：体形消瘦，口腔及舌面见多处溃疡，色红，舌红，苔黄稍腻，脉细数。患者曾多次服用中药治疗，查阅前方，不外三仁汤、三黄泻心汤之属，患者经前发作，结合患者体瘦多火，说明患者有阴虚，经期阴血向下，虚火上炎，辨为阴虚夹湿热。

治则：发作时宜以清热利湿为主，缓解期则宜滋养阴血。

处方：法半夏 10g，黄芩 10g，黄连 3g，甘草 20g，党参 20g，连翘 30g，石膏 30g，枳实 10g。3 剂，加水 500mL，水煎取汁 100mL，日 1 剂，早晚各 1 次。

二诊（2012 年 5 月 15 日）：患者诉溃疡已愈，要求继续调理，舌红少苔，脉细，标象已除，本象显现，以滋阴养血调肝为法，方用灸甘草汤合四逆散加减。处方：生地黄 20g，麦冬 15g，阿胶 10g（烊化），火麻仁 20g，柴胡 10g，枳实 10g，白芍 20g，知母 10g，黄柏 10g，香附 10g。7 剂，加水 500mL，水煎取汁 100mL，日 1 剂，早晚各 1 次。

三诊（2012 年 6 月 12 日）：患者诉经期再发口疮，但个数及疼痛程度均较前减轻。查体：口腔散在分布几个口疮，色红，舌红少苔，脉细数。辨证属阴虚火旺，虽服前方稍有减轻，然患者未坚持治疗，仍以滋阴降火为法，以知柏地黄丸加减。处方：知母 10g，黄柏 10g，山茱萸 10g，甘草 10g，怀山药 20g，茯苓 20g，熟地黄 20g，泽泻 10g，灯心草 3g，麦冬 20g。7 剂，加水 500mL，水煎取汁 100mL，日 1 剂，早晚各 1 次。中成药知柏地黄丸服用 1 个月，以巩固疗效。

四诊（2012 年 7 月 15 日）：患者诉服上方及坚持服知柏地黄丸后，口疮未发作，此次月经期亦未再发作。查脉仍有细弱之象，嘱再服知柏地黄丸 1 个月。后因他病就诊，诉口疮未再发作。

按语：口疮阴虚火旺者不少，然广东地区人多湿热，虚火夹湿热者，往往较难治疗。患者口疮病程达 2 年之久，从患者经期易发作入手，知其阴血不足，先以养阴清热利湿法，后以滋阴降火为法，调治 2 个月，终使病愈。

## 二、功能性消化不良医案一

患者陈某，女，20 岁，因"反复胃脘胀痛 1 年余"就诊，初诊日期：2014 年 10 月 29 日。

现病史：患者餐后胃胀明显，甚则胃痛，伴嗳气反酸，胃纳欠佳，早饱，入睡困难，二便调，舌淡嫩，苔薄黄，脉细。一直服药治疗，疗效不佳。既往史：胆囊炎病史。胃镜示：胆汁反流性胃炎。

治则：健脾化湿，疏肝理气消胀，安神。

处方：太子参 15g，白术 15g，茯苓 15g，法半夏 10g，柴胡 10g，枳壳 15g，郁金 15g，木香 10g（后下），乌药 15g，鸡内金 10g，夜交藤 30g，砂仁 10g（后下），甘草 5g。7 剂，水煎服，日 1 剂，每日两次，早晚各 1 次。

二诊（2014 年 11 月 12 日）：患者胃胀明显减轻，仅餐后出现，反酸减少，但仍诉嗳气，胃纳较前改善，睡眠稍差，二便调，舌淡嫩，苔薄黄，脉细。处方：党参 20g，白术 15g，茯苓 15g，法半夏 10g，姜厚朴 15g，柴胡 10g，枳壳 15g，佛手 10g，乌药 15g，紫苏梗 15g，砂仁 10g（后下），陈皮 10g。14 剂，水煎服，日 1 剂，每日两次，早晚各 1 次。

患者后诉胃病基本痊愈。

## 三、功能性消化不良医案二

患者李某，女，29 岁，因"反复胃脘胀满不适 5 年余"就诊，初诊日期：2012 年 7 月 2 日。

现病史：患者餐后胃胀明显，嗳气少，无反酸，胃纳欠佳，早饱，眠可，大便偏烂，每日1次，小便调，舌淡暗，体胖，苔薄黄，脉细弱。一直服药治疗，疗效不佳。胃镜示：胆汁反流性慢性胃炎伴糜烂。治则：健脾化湿，疏肝理气消胀。

处方：法半夏10g，茯苓15g，白术15g，陈皮10g，柴胡10g，乌药15g，延胡索15g，郁金10g，蒲公英20g，海螵蛸15g，夜交藤30g，甘草6g。7剂，水煎服，日1剂，每日两次，早晚各1次。

二诊（2012年7月9日）：患者仍诉胃脘胀满不适，嗳气减少，大便成形，质软，食欲稍差，口淡，早饱，睡眠稍差，多梦，小便调。舌暗淡，苔薄黄，脉细。B超示：肝内光点增粗，胆囊偏小。处方：法半夏10g，茯苓15g，白术15g，陈皮10g，柴胡10g，乌药15g，延胡索15g，海螵蛸20g，麦芽30g，砂仁15g（后下），夜交藤30g，莱菔子20g。14剂，水煎服，日1剂，每日两次，早晚各1次。

三诊（2012年8月3日）：患者偶觉胃脘部痞满，无嗳气，反酸，纳眠一般，多梦，大便偏烂，小便调，舌淡暗，苔薄黄，脉细。处方：党参20g，茯苓15g，白术15g，法半夏10g，砂仁10g（后下），紫苏梗15g，延胡索15g，陈皮10g，夜交藤30g，枸杞20g，广藿香10g，五指毛桃10g。14剂，水煎服，日1剂，每日两次，早晚各1次。

患者后因他病求治，诉胃病基本痊愈。

## 四、上消化道出血医案

患者吴某，男，35岁，因"解黑便3天"就诊，初诊日期：2015年10月29日。

现病史：患者解柏油样黑色大便，时有腹部隐痛，喜温喜按，怯寒肢冷，面色不华，神倦懒言，胃纳欠佳，小便量少，舌淡红，边有齿痕，苔薄白，脉细。既往史：十二指肠球部溃疡病史。胃镜示：十二指肠球部溃疡并出血。

治则：温补脾胃，和中止血。

处方：黄芩 10g，熟地黄 15g，白术 15g，阿胶 10g（烊化），甘草 6g，茯苓 15g，党参 15g。7 剂，水煎服，日 1 剂，每日两次，早晚各 1 次。

患者服药后未再出现黑便。

## 五、吐酸医案

患者邱某，男，29 岁，因"反复胃脘疼痛伴胸骨后烧灼感 1 年余"就诊，初诊日期：2013 年 11 月 28 日。

现病史：患者反复胃脘疼痛伴胸骨后烧灼感 1 年余，时有嗳气反酸，无恶心呕吐，口干，无口苦，纳可，睡眠欠佳，大便质软，1～2 次/日，小便调，舌淡胖，苔薄白，脉细。

治则：行气健脾和胃。

处方：法半夏 10g，茯苓 15g，龙骨 30g，海螵蛸 15g，紫苏梗 15g，砂仁 10g（后下），甘草 6g，浙贝母 15g，党参 20g，白及 15g，郁金 15g，延胡索 15g。

按语：胃食管返流病辨证有多种分型，本病辨为脾胃虚弱证，方选四君子汤合乌贝散加减，乌贝散有制酸作用，治疗胃食管反流病效果明显。本病治疗的重点在行气降逆，方中加理气宽中之紫苏梗以加强其降逆理气作用，加法夏以降逆止呕，加茯苓以健脾渗湿，三药同用，功能行气降逆，健脾和胃。针对胃脘疼痛，加延胡索、郁金，延胡索辛散、苦泄、温通，既能行血中之气，又能行气中之血，气畅血行，通则不痛，为止痛良药，配伍行气止痛之郁金，治疗胃脘痛疗效显著。

## 六、胃痞医案

患者许某，男，34 岁，因"反复胃脘胀闷不适 1 年"就诊。初诊日期：2013 年 12 月 12 日。

现病史：患者 1 年前开始出现胃脘胀闷不适，无腹痛，无恶心呕吐，无嗳气反酸，大便烂，日 2~3 次，无黏液血便，无不尽感，易疲倦，口干口苦，纳差，眠可，小便正常，舌淡，苔白腻，脉细弱。

治则：行气健脾，降逆和胃。

处方：太子参 20g，白术 15g，茯苓 15g，法半夏 10g，砂仁 10g（后下），木香 10g（后下），紫苏梗 15g，五指毛桃 30g，广藿香 10g，佩兰 10g，怀山药 20g，麦芽 30g。

按语：根据四诊合参，本病患者辨证为脾虚湿蕴证，病位在脾胃，病机为脾主运化无力，气机升降失司，湿邪阻滞中焦。《临证指南医案》云："脾宜升则健，胃宜降则和。""胃宜降则和，腑以通为用。"周教授治疗胃痞，注重气、食、湿、滞等病理因素的影响。本病方选香砂六君子汤加减，加紫苏梗以行气通腑、消食导滞；加广藿香、佩兰以化湿醒脾，祛除中焦湿邪；加怀山药、麦芽以增强健脾和胃之功。

# 七、泄泻医案

患者唐某，男，30 岁，因"反复腹泻 2 年余，加重 1 月"就诊，初诊日期：2014 年 2 月 14 日。

现病史：患者反复腹泻 2 年余，加重 1 月。大便日行 1~2 次，质烂，无腹痛，偶有不尽感，纳眠可，小便正常，舌淡，苔薄白，脉沉细。

治则：行气化湿，温补脾肾。

处方：白术 15g，茯苓 15g，陈皮 10g，法半夏 10g，木香 10g（后下），砂仁 10g（后下），乌药 15g，广藿香 10g，补骨脂 20g，杜仲 20g，党参 15g，怀山药 20g。

按语：本病为脾肾阳虚之久泻，可行温肾健脾之法，脾温肾暖则大肠固而运化复，治以行气化湿，温补脾肾，方选参苓白术散加减。本方中以四君子汤平补脾胃之气，配以怀山药之甘淡，加砂仁辛温芳香醒脾，促中州之运化，贯通中焦之气机；加味补骨脂、杜仲以温补肾阳，暖脾止泻，壮火益土。诸药合用，补其中气，渗其湿浊，行其气滞，使脾肾阳气得以温补，恢复脾胃受纳与健运之职。

## 八、胃痛医案

患者周某，男，67岁，因"反复胃脘疼痛3年"就诊，初诊日期：2014年1月10日。

现病史：患者3年前开始出现胃脘疼痛不适，空腹、夜间疼痛明显，无恶心呕吐，无嗳气反酸，大便干硬，2～3天一行，无口干口苦，纳眠一般，小便正常，舌红，苔黄腻，左脉滑，右脉细弦。辅助检查：2014年2月18日胃镜提示慢性浅表性胃炎、十二指肠球部多发溃疡。

治则：清热化湿，行气健脾。

处方：太子参10g，白术15g，茯苓15g，法半夏10g，木香10g，紫苏梗15g，延胡索15g，乌药15g，救必应15g，蒲公英15g，甘草6g，佩兰10g。

按语：周教授认为，治疗胃痛的关键是健旺脾胃运化之功，湿热中阻在脾胃病中是常见证候，盖脾胃为中焦枢纽，湿热中阻则升降失司，不能行其运化之职，则出现胀痛、吐泻等症状，非清热化湿、理气和中不可。本病以香砂六君子汤为基础方，加佩兰以芳香化湿和中，蒲公英以清热解毒、补脾和胃，延胡索、救必应以行气止痛。

## 九、便秘医案

患者陈某，女，41岁，因"大便秘结8年余，加重1月"而就诊，初诊日期：2014年3月21日。

现病史：患者8年前开始出现大便秘结，大便2～3日一行，质软，无黏液脓血便。近1月来5～6日一行，无腹痛，便后有不尽感，纳眠尚可，小便正常，舌淡暗，苔薄黄，脉细。

治则：益气健脾，润肠通便。

处方：太子参15g，白术30g，玄参20g，枳壳15g，决明子20g，火麻仁

30g，姜厚朴 15g，党参 30g，当归 10g，熟地黄 20g，槐花 20g。

按语：本证为脾胃中虚，运化失司，气机不畅，传导无力所致，故治以益气健脾、润肠通便之法。便秘服泻药，乃普通的医药常识，似乎毋庸质疑。然而，中医治疗便秘，有时并不一定应用通泻药，但也可取得满意的效果。周教授对本证审因论治，以补为通，方中太子参、白术、党参益气补脾；枳壳、白术合用为枳术丸，加之厚朴，降气通秘；玄参、火麻仁、当归、熟地黄滋阴润肠；决明子、槐花润肠通便。诸药合用，共奏益气健脾、润肠通便之功。